DE L'EMPLOI

DE

L'OXALATE DE CÉRIUM

EN

THÉRAPEUTIQUE

Par le Docteur

BENOIT PONCET

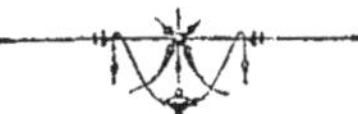

LYON

IMPRIMERIE A. WALTENER ET Cie

14, Rue Belle-Cordière, 14.

1882

DE L'EMPLOI DE L'OXALATE DE CÉRIUM EN THÉRAPEUTIQUE

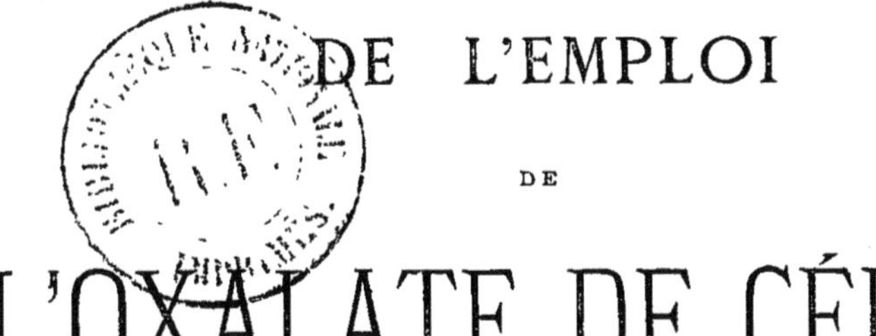

DE L'EMPLOI

DE

L'OXALATE DE CÉRIUM

EN

THÉRAPEUTIQUE

Par le Docteur

BENOIT PONCET

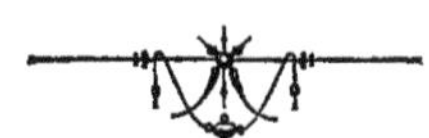

LYON
IMPRIMERIE A. WALTENER ET Cie
14, Rue Belle-Cordière, 14,

1882

INTRODUCTION

En parcourant les différents services de médecine de l'Hôtel-Dieu, l'attention la plus grossière est attirée par la manifestation d'un symptôme aussi pénible pour l'observateur que douloureux pour le patient, nous voulons dire la toux. La thérapeutique cependant est riche en moyens de combattre ce phénomène ; mais ses ressources ne sont pas toujours suffisantes. Aussi nous a-t-il paru être utile au praticien de faire quelques recherches sur un médicament, on peut dire à peu près inconnu en France, recherches entreprises sous les auspices de notre éminent professeur de thérapeutique, M. Soulier, médecin des hôpitaux.

Nous voulons parler de l'oxalate de cérium, dont les praticiens anglais et américains font le plus grand éloge, comme médicament béchique.

Employé depuis longtemps par Simpson d'Edimbourg contre les vomissements incoercibles de la grossesse, il eût été très intéressant en même temps que très instructif, de faire des essais dans ce sens. Mais l'organisation des maternités dans les hôpitaux de Lyon ne nous a pas permis de poursuivre ce but. Nous pourrons toutefois présenter trois observations, dont une que nous devons à l'obligeance de M. le docteur Cordier, chirurgien désigné de l'Antiquaille. Qu'il nous soit permis de lui en adresser ici tous nos remerciements.

Par ce temps de scepticisme thérapeutique, on nous reprochera peut-être de vouloir embarrasser l'arsenal pharmaceutique déjà si encombré. Mais si la médecine devait borner ses efforts à classer et à décrire les maladies, comme les naturalistes classent les animaux, les insectes et les plantes, elle aurait bientôt perdu en prestige, dans l'humanité, ce qu'elle aurait gagné en considération dans les Académies. Elle doit être avant tout la science qui conduit à la guérison des maladies ou de leurs symptômes, lors même qu'elle ne peut enrayer la marche des lésions anatomiques. Celui qui ne croit pas à la thérapeutique n'est pas digne d'être médecin, il ne sera qu'un savant, digne si l'on veut des honneurs académiques. La thérapeutique est le but et la fin de toutes les connaissances médicales. Toutefois, elle n'est pas une science mathématique, dont les éléments soient toujours les mêmes. Il ne faut pas oublier qu'il s'agit de l'homme plus ou moins malade, différent de son semblable par son âge, son sexe, sa race, sa constitution, son tempérament, ses diathèses, son éducation, ses conditions de vie ; tenant au climat, à sa profession, par la puissance de sa nature individuelle, ce qui fait que, malgré toutes les apparences, deux malades ne se ressemblent jamais assez pour qu'on puisse les considérer comme deux unités de même nature. Dans ces conditions, ce qui convient à l'un ne réussit pas à l'autre ; et la nature inconnue de chacun. venant ajouter à l'obscurité du problème de la maladie, seul le médecin véritablement instruit de toutes les difficultés de la situation peut prendre une décision convenable dans le choix de sa thérapeutique.

La toux étant un des symptômes qui trop souvent résistent à l'emploi des médicaments béchiques, nous avons fait des essais sur l'action thérapeutique de l'oxalate de cérium. C'est le résultat de ces recherches que nous avons choisi comme sujet de notre thèse inaugurale.

Que M. le Dr Soulier, notre maître, reçoive ici l'expression de notre gratitude pour la bienveillance avec laquelle il nous a dirigé dans ce travail.

Nous ne saurions trop remercier aussi notre maître, M. le docteur Lépine, professeur de Clinique médicale, pour la gracieuseté bienveillante avec laquelle il a mis son laboratoire de clinique à notre disposition, et pour les nombreuses marques d'intérêt qu'il nous a souvent prodiguées dans le cours de nos études médicales.

Nous adressons nos remerciements les plus sincères à notre ami M. Guérin, pharmacien, chef des travaux pratiques à la Faculté, dont l'habileté bien connue a suppléé à notre inexpérience pour les recherches chimiques que nous avons eu à faire.

Que nos amis MM. Phelip, Desportes, internes des hôpitaux, qui par leurs concours utiles ont rendu notre tâche plus facile, Montagnon, Fombonne, externes des hôpitaux, dont les connaissances en allemand et anglais nous ont été d'un grand secours dans nos recherches bibliographiques, reçoivent l'expression de notre reconnaissance.

Dans ce travail nous avons adopté la division suivante :

Dans le premier chapitre nous exposerons l'historique.

Au chapitre II nous donnerons quelques renseignements succincts sur le cérium, l'état naturel sous lequel on le trouve et quelques lignes sur l'oxalate de cérium.

Au chapitre III nous décrirons nos recherches sur l'absorption de l'oxalate de cérium.

Dans le chapitre IV nous donnerons un résumé de la physiologie pathologique de la toux.

Dans le chapitre V nous exposerons nos observations cliniques et nos conclusions.

CHAPITRE I

L'oxalate de cérium, soit par méfiance sur l'emploi des oxalates, ou par toute autre cause, a été complètement laissé de côté en France. Aussi faut-il avoir recours à la bibliographie étrangère et s'adresser surtout aux auteurs anglais et américains pour avoir quelques renseignements sur l'action thérapeutique de ce sel.

L'oxalate de cérium a été préconisé, il y a 22 ans, par Simpson d'Edimbourg, pour le traitement de la dyspepsie, du pyrosis, des diarrhées chroniques et surtout dans les vomissements incoercibles des femmes enceintes, à la dose de 10 grains (0,60 cent.). Les auteurs français paraissent n'avoir retenu que cette dernière indication de l'oxalate; aussi n'est-il indiqué que dans les traités d'accouchement. Simpson fut longtemps le seul à utiliser les propriétés de l'oxalate de cérium.

En 1877 Ch. Frowert (1) de Philadelphie l'employa également avec succès dans les vomissements de la grossesse. Il l'administrait sous la forme suivante :

S. nitrate bismuth..........	4 grammes
Pepsinæ sacchar..........	2 —
Ox. cerii..................	0.55 cent.

à prendre toutes les deux heures dans l'eau gazeuze. Il n'y eut pas de rémission de symptômes. Il doubla la dose de l'oxalate de cerium et du bismuth, il eut un résultat satisfaisant au bout de quatre à cinq jours.

Francis Edouard. Image (2) en 1878, publia ses observations sur l'emploi de l'oxalate de cérium dans la grossesse. D'après lui, dans tous les cas où il l'a administré, les nausées ont été considérablement diminuées et le plus souvent supprimées par la dose de 10 grains (0,60 centigr.) pendant deux ou trois jours de suite. Il recommande de faire prendre la première dose une demi-heure avant le lever. Lorsqu'il juge à propos de le donner toutes les 4 heures il emploie la formule suivante :

Ox. cérium..............	0.60	centig.
Poudre de gomme adragante	0.60	—
Teinture d'orange.........	2.00	—
Eau.....................	30.00	—

Pour lui Frowert échouait par suite de l'insuffisance de la dose. Il le recommande également dans les nausées provenant d'une irritation de l'utérus.

(1) *Practitionner*, 1878. T. IV, page 380.
(2) *Pracittioner* juin 1878.

En 1878, Thomas Clarke (1) fait une communication sur l'emploi de l'oxalate de cérium dans des cas de toux chronique, avec dyspnée dans la pneumonie. Il cite un cas où il l'employa avec succès à la dose de 5 grains (30 centigr.) une demi-heure avant le lever chez une femme atteinte de pneumonie aiguë avec vomissements. Dans un autre cas de pneumonie droite, il l'employa à la même dose et avec un égal succès ; il obtint une diminution de la toux et une augmentation des forces. Pour lui le médicament agit purement comme sédatif, avec le grand avantage de ne pas troubler les organes digestifs ; tout au plus donne-t-il un peu de sécheresse de la bouche.

Le Dr Busey (2) associe l'oxalate de cérium à l'opium pour prévenir les nausées produites par les narcotiques.

Le Dr Marge (3) recommande l'oxalate dans la période spasmodique de la coqueluche. D'après lui la fréquence des attaques a été diminuée, a donné le repos la nuit. Il l'a employé dans 10 cas, dont plusieurs chez des femmes. L'âge des enfants qu'il a traités variait de une à plusieurs années. Il l'employait à la dose de 1/2 à 3 grains (0, 03 à 0, 18 centig.). Il en donnait une dose par jour. Il obtenait ainsi le repos la nuit, et diminuait la possibilité des complications.

En 1880 Robert Cheesmann (4), de l'hôpital St-Luc

(1) *Practitioner* 1878, avril T. I. page 276. *Journal de Thérapeutique de Gubler*, 1878 p. 752

(2) *Practitioner*, 1879, p. 214.

(3) *Practitioner*, 1879, T. II. p. 381.

(4) *Gazette des Hôpitaux*, 1881, p. 125.

à New-Yorck, essaya l'oxalate de cérium dans la toux des phthisiques et lut à la Société de médecine de New-Yorck un Mémoire sur cette question. Il conclut de la manière suivante 1° L'oxalate de cérium peut être donné à la dose de 0, 60 centig. ou même davantage, 3 fois par jour et plusieurs jours de suite. 2° Le seul symptôme noté est une légère sécheresse de la bouche les premiers jours. 3° Ce médicament est plus actif lorsqu'il est pris sur la langue. 4° Ses effets ne deviennent bien nets que quand il a été pris pendant cinq ou six jours; on en suspend l'usage au bout de ce temps. 5° Dans la toux de la phthisie chronique il est préférable de le prendre le matin à jeun, et le soir avant de se coucher, sauf à en donner pendant le jour et à intervalles une ou deux doses, celle du début sera de 0, 30 centig. chez les adultes. 6° L'oxalate de cérium agit le plus souvent très bien contre la toux. 7° Enfin il ne produit pas de troubles gastriques comme les opiacés et la plupart des autres médicaments dirigé contre la toux. Cheesmann recommande également l'oxalate de cérium dans les cas de nausées et de mauvaise digestion.

Pour être complet, citons un de nos amis, le Dr Robert, ex-interne des hôpitaux de Paris, actuellement praticien à Lyon. Il nous a dit avoir employé l'oxalate de cérium dans cinq ou six cas de gastro-entérite chez l'enfant, et toujours avec succès. Il a porté la dose jusqu'à 0,20 centig. par jour chez un enfant de 7 à 8 ans.

Dans la Chimie médicale de Rabuteau nous trouvons le résultat de quelques expériences, dont il lut les conclusions à la Société de biologie, en 1877. Cet auteur dit avoir injecté chez des grenouilles 1 centig. à 2 centig. et demi de sulfate de cérium et n'avoir rien observé chez ces animaux, ni le premier jour, ni les jours suivants. Il a répété la même expérience chez des grenouilles également et a injecté 5 centig. de chlorure de cérium, dissous dans 50 g. eau distillée. Les animaux ont succombé le lendemain ou le surlendemain, avec des symptômes de faiblesse, d'anéantissement progressif, et, un ralentissement considérable des battements cardiaques, Rabuteau explique la faible action des sels de cérium, de la manière suivante : Les sels de cérium, dit-il, sont très astringents. Ils coagulent l'albumine, et bien que le coagulum se dissolve dans un excès d'albumine, ils paraissent n'être absorbés qu'avec une grande difficulté. D'après nos recherches personnelles, que nous exposons dans le chapitre III, nous regardons l'absorption de l'oxalate de cérium comme nulle.

CHAPITRE II

Le cérium ainsi nommé en l'honneur de la planète Cérès, est peu répandu dans la nature. On l'a rencontré surtout en Scandinavie et dans l'Oural combiné avec le *fluor fluocérine* (fluorure de cérium) la *basicérine* autre fluorure contenant de l'eau et de l'oxygène ; avec *l'acide silicique*, dans les silicates polybasiques, tels que la *cérite* (silicate hydraté de cérium lauthane et didyme) ; l'orthite (silicate d'alumine de fer et de cérium) ; la gadolinite (silicate d'yttria de lauthane et de fer). Berzélius en 1814, montra que l'yttria contient de l'oxyde de cérium. Le cérium a encore été trouvé dans la nature, combiné avec des acides métalliques (acides titanique tantalique) ; dans *l'euxénite* (niobo-titanate d'yttria et d'urane hydraté) avec l'acide phosphorique dans la *monazite* (phosphate de cérium lauthane et thorium) et la *cryptolithe*, phosphate de cérium.

Les plus abondants de ces minerais sont l'orthite et la cérite. Ce dernier minerai est principalement employé pour l'extraction du cérium. Pour le mode d'extraction nous renvoyons au Dictionnaire de Wurtz, dans lequel nous avons puisé les lignes qui précèdent.

Le cérium fut découvert en 1803, par Hissinger et Berzélius à Stockolm, et Klaproth à Berlin, qui le retirèrent de la cérite et lui donnèrent le nom d'oxyde de cérium. Celui-ci fut considéré comme homogène jusqu'en 1839, époque à laquelle Mosander y reconnut la présence de deux bases nouvelles les oxydes de lanthane et de didyme. A l'état pur, fondu et aggloméré, le cérium nous est totalement inconnu. Ce métal n'a été obtenu que sous forme d'une poudre grise très oxydable, et ressemblant d'ailleurs beaucoup à l'ancien aluminium.

Mosander en suivant un procédé d'extraction différent de l'ancien, a obtenu une masse pulvérulente d'un brun chocolat foncé, prenant sous le brunissoir une teinte métallique d'un gris foncé.

Par l'ensemble de ses propriétés, et la constitution de ses composés, le cérium se rattache à un groupe naturel formé par le lanthane et le didyme, groupe bien distinct de celui des métaux de la série magnésienne. D'autre part le manganèse et le cérium présentent un assez grand nombre d'analogies, qui rapprochent un peu le second de ces métaux du fer du chrome. Le poids atomique du cérium est de 575.

Oxalate de cérium. — L'oxalate de cérium est un sel céreux, le seul employé en médecine. On l'obtient par double décomposition, en versant une solution d'oxalate d'ammoniaque dans une solution de chlorure de cérium. Le précipité est lavé et séché à l'étuve. Il se présente sous la forme d'une poudre blanche, tout à fait insoluble dans l'eau, l'alcool, l'éther.

CHAPITRE III

L'oxalate de cérium est-il absorbé ?

Un sel soluble, absorbé dans le parcours du tube digestif, se retrouve le plus souvent dans les urines, nous avons donc dirigé nos recherches dans ce sens. Nous avons expérimenté sur l'urine de deux malades, qui, depuis quinze jours, prenaient, 1 g. 25 cent. d'oxalate de cérium par jour.

200 centim. cubes d'urine ont été réduits par évaporation au volume de 20 cent. cubes environ. Nous avons additionné ce liquide d'un égal volume d'acide chlorhydrique et porté ce mélange à l'ébullition. Nous avons projeté dans le liquide bouillant du chlorate de potasse, avec la précaution de n'employer celui-ci que par petites pincées, jusqu'à cessation de dégagement gazeux. Après avoir dilué le liquide, jusqu'à cessation

de vapeurs chlorées, nous l'avons porté à l'ébullition. Après refroidissement nous avons ajouté de l'oxalate d'ammoniaque en grand excès, et abandonné au repos après agitation convenable. Le précipité blanc d'oxalate, produit par le repos, a été recueilli sur un filtre sans plis et lavé parfaitement à l'eau distillée. Après dessication nous avons calciné ce précipité dans un creuset de platine à la température du rouge.

Dans cette série d'opérations, nous nous sommes proposé d'isoler le cérium qui pouvait se trouver dans les urines ; et alors nous aurions obtenu de l'oxalate de cérium, sel insoluble dans l'excès d'acide oxalique que nous devions avoir, puisque l'oxalate d'ammoniaque avait été ajouté en grand excès. Nous avions également précipité toute la chaux contenue dans l'urine, à l'état d'oxalate de chaux. Le précipité que nous avons calciné était donc formé d'oxalate de chaux pouvant contenir de l'oxalate de cérium. Par la calcination, l'oxalate de chaux s'est transformé en carbonate de chaux et même en oxyde de calcium; l'oxalate de cérium, s'il existait, devant se transformer en oxyde ceroso-cérique, dont la couleur est d'un jaune prononcé. Nous avons maintenu la calcination pendant une heure et le résidu est resté d'une blancheur parfaite.

Nous avons broyé ce résidu dans un mortier de verre, et ajouté de l'acide acétique, qui dissout le carbonate de chaux et n'a aucune action sur l'oxyde de cérium. La solution a été complète. Il n'y avait donc pas trace de cérium dans le résidu. L'oxalate de cérium ne s'élimine donc pas par les urines.

Nous l'avons alors recherché dans les matières fécales. Nous avons donné à deux malades, que M. le professeur Lépine a bien voulu nous laisser soumettre à l'expérimentation, o.5o cent. d'oxalate de cérium par jour. Nous avons recueilli les selles du troisième jour.

Nous avons détruit les matières fécales par le procédé de Frésénius et Babo. Le liquide obtenu après refroidissement et filtration, a été comme précédemment précipité par une solution d'oxalate d'ammoniaque. Le précipité que nous avons obtenu dans cette opération devait contenir, outre l'oxalate de chaux, l'oxalate de cérium, dans le cas où celui-ci s'éliminerait avec les feces. Nous avons soumis ce précipité à la calcination, et le résidu a pris la coloration jaune caractéristique de l'oxyde ceroso-cérique. Ce résidu délayé avec l'acide acétique ne s'est pas dissous complètement, l'oxyde ceroso-cérique n'étant pas soluble dans l'acide acétique. Nous avons obtenu le même résultat dans les analyses des matières fécales des deux malades, et chaque fois nous avons obtenu une quantité d'oxyde ceroso-cérique correspondant sensiblement à la dose d'oxalate de cérium donné.

D'après les résultats de ces deux analyses, nous sommes donc autorisé à dire que l'oxalate de cérium n'est pas absorbé ; et nous avons pensé que l'on pouvait rapprocher son mode d'action de celui dont agissent certaines substances insolubles, telles que l'or et le platine.

CHAPITRE IV

Il nous a semblé naturel d'exposer en quelques lignes la physiologie pathologique de la toux.

La toux est constituée par mouvement expiratoire rapide, énergique, presque convulsif, qui chasse brusquement l'air inspiré à travers la glotte tendue et resserrée avec un bruit caractéristique. Elle est provoquée par une sensation interne qui accuse l'existence d'un trouble dans les fonctions respiratoires; elle semble avoir pour but final l'élimination d'un obstacle qui gêne la pénétration de l'air dans les voies aériennes comme seraient des mucosités ou un corps étranger. Le point de départ de la toux est alors une irritation de la muqueuse de revêtement des voies respiratoires. L'excitation transmise au bulbe par le pneumo-gastrique produit par acte réflexe la contraction des muscles expirateurs.

La sensation de la toux est une sensation instinctive

comparable à celles qui appellent l'accomplissement des fonctions naturelles telles que la faim, la soif, le besoin de respirer. Mais comme tous les instincts naturels et plus qu'eux, ces instincts morbides peuvent être pervertis, ne plus répondre à des besoins réels de l'organisme ou dépasser ces besoins. Ainsi tout stimulus anormal des organes respiratoires peut provoquer la toux, alors même que la cause de ce stimulus, comme le tubercule cru, par exemple, ne peut être expulsée.

Ce stimulus peut être le résultat d'un trouble d'innervation dans les nerfs qui président à l'acte respiratoire. Mais ce trouble d'innervation est quelquefois le retentissement d'un travail morbide ou d'une incitation anormale qui ont leur foyer dans un organe éloigné. Ainsi dans quelques cas, le trouble des fonctions gastriques est le point de départ de la toux, de même que la lésion pulmonaire provoque le vomissement. L'estomac en effet contient des filets du nerf vague qui transmet l'incitation au bulbe ; et par analogie, nous concluons que la toux a pour origine l'excitation de ces filets.

Un grand nombre de nerfs concourent à la production du phénomène de la toux ; ce sont tous ceux qui jouent un rôle dans l'acte physiologique de la respiration, c'est-à-dire, non-seulement les nerfs spinaux, qui animent les muscles moteurs des parois thoraciques, mais un grand nombre de nerfs cérébraux anastomosés avec le pneumo-gastrique, et coopérant avec lui à la fonction respiratrice. L'action connexe de ces nerfs est coordonnée par de nombreuses anastomoses. Derrière le pharynx existe un plexus important correspondant à peu près à cette région où se fait sentir le prurit si souvent précurseur et provocateur de la toux. Le plexus est formé par les branches pharyngiennes du pneumo gastrique, une branche du spinal, par le glosso-pharyngien et le grand sympathique. Le spinal à cheval, à son origine sur le bulbe et la moëlle, semble un intermédiaire entre les nerfs cérébraux et les nerfs rachidiens ; non-seulement il se distribue avec le pneuno-gastrique aux muscles du larynx, mais il innerve encore le sterno-mastoïdien et le trapèze, qui concourent aux mouvements inspirateurs en fournissant un point d'appui fixe aux muscles intercostaux, comme l'a montré Duchenne de Boulogne; et dans le trapèze il s'anastomose avec la quatrième paire cervicale, origine des nerfs phréniques ; d'une autre part la cinquième, la septième et la douzième paire spinale ont des anastomoses avec le pneumo-gastrique et le glosso-pharyngien. Enfin le grand sympathique est la principale origine des nerfs vaso-moteurs, et se distribue dans tous les tissus des organes respiratoires. Ainsi il y a là dans le plexus pharyngien un appareil de coordination réunissant dans une action synergique les principaux éléments du système nerveux respiratoire, action déjà harmonisée par les origines en grande partie communes de ces nerfs sur une même région de la moëlle allongée.

Entre la contraction réflexe des muscles expirateurs, et l'incitation morbide qui en est le point de départ, il y a la sensation perçue d'un besoin de tousser, qui semble solliciter la coopération de la volonté au mouvement réflexe. Cette sensation est très souvent accompagnée d'une titillation, d'un chatouillement au niveau du plexus pharyngien, d'autres fois d'une sensation d'oppression, de gêne qui a son foyer au niveau du larynx, derrière le sternum ou même à l'épigastre. Sans doute l'état congestif qui accompagne si souvent les affections laryngées ou pulmonaires, peut être la cause de ce prurit qui appelle la toux. Mais il peut se manifester en dehors de cette complication et son rapport avec la toux est trop direct, pour qu'on n'y voie pas, au moins dans beaucoup de cas, un phénomène de sensibilité réflexe.

La toux, quand elle est très intense, produit une stimulation des organes respirateurs qui n'est pas toujours inoffensive; elle peut provoquer une congestion de ces organes, l'augmenter quand elle existe déjà, ou même y favoriser le développement des prédispositions morbides. Elle laisse à sa suite une fatigue douloureuse des muscles expirateurs qui se fait surtout sentir à l'épigastre, et dans les hypochondres vers les attaches du diaphragme.

Dans certains cas, la toux peut devenir une condition pathogénique. Lorsqu'elle est violente, très fréquente, elle produit une excitation considérable des organes respirateurs chez un sujet prédisposé, elle peut favoriser l'hémoptysie, amener la rupture des vésicules pulmonaires. Plus d'une fois, une quinte de toux a été l'occasion de la rupture d'un anévrysme. Les efforts d'expiration qui constituent la toux empêchent quand ils se prolongent le retard du sang veineux dans l'oreillette droite; les vaisseaux de la tête sont distendus, la face s'injecte, les yeux larmoient, l'encéphale est congestionné. Cette congestion peut amener des vertiges, quelquefois même des spasmes épileptiformes, comme on les observe dans la coqueluche.

Quand des quintes de toux surviennent peu après les repas, la brusque compression exercée sur l'estomac par la contraction du diaphragme et des autres muscles expirateurs amène souvent les vomissements.

Cet acte morbide est probablement favorisé par la connexion que le pneumo-gastrique établit entre le poumon et l'estomac et se rencontre souvent dans la tuberculose pulmonaire.

Les hernies succèdent fréquemment aux efforts de toux.

Tantôt la toux manifeste le besoin d'écarter un obstacle, de rejeter un produit de secrétion qui obstrue les canaux aériens; mais comme tout phénomène réactionnel elle peut n'être pas en rapport avec sa cause finale; elle peut dépasser le besoin de l'organisme et il convient de la modérer. A plus forte raison faut-il la combattre quand au lieu de répondre au besoin d'expulsion elle manifeste simplement une incitation anormale sentie par l'appareil respirateur et dont le point de départ peut être dans d'autres organes.

Si la toux est un symptôme, et si cependant ce symptôme entraîne des inconvénients qui doivent faire désirer de la voir disparaître, la première indication est de diminuer et de combattre la disposition qui en est le point de départ.

Les calmants sont indiqués quand il faut modérer le stimulus qui provoque la toux, ou combattre des accidents nerveux concomitants. Auxiliaires du traitement de la toux humide, ils en deviennent l'élément principal dans celle que n'accompagne pas le besoin d'expectorer. L'intensité du mouvement fébrile, la tendance de la congestion encéphalique, l'état gastrique peuvent contre indiquer l'emploi de l'opium.

En outre l'opium étant par excellence le médicament pour lequel la tolérance s'établit, on est obligé d'en augmenter les doses.

Dans ces conditions l'oxalate de cérium nous paraît indiqué. D'après l'étude du mécanisme de la toux, on sait que la toux est produite par un acte réflexe. Le cérium, métal insoluble, agirait localement, par action de contact, et combattrait le pouvoir réflexe qui produit la toux.

Les expériences de M. Charcot ont établi d'une façon indubitable l'action de l'application des plaques métalliques dans les diverses manifestations de l'hystérie. Partant de l'idée que la muqueuse digestive est une sorte de peau interne, qu'elle aussi possède des terminaisons nerveuses susceptibles d'être modifiées (pour Schiff l'action des métaux à l'intérieur serait due à une modification des mouvements moléculaires dues à l'action nerveuse), des expérimentateurs M. Dumontpallier (1) à Paris, Garel (2) à Lyon, ont

(1) *Gazette des hôpitaux*, juillet 1880.
(2) *Revue mensuelle de médecine et de chirurgie*, juillet 1880.

donné à l'intérieur à des hystériques non plus des préparations métalliques solubles, mais le métal pur, lors même que le métal était inattaquable par les acides de l'organisme tels que l'or, le platine ; et tous deux obtinrent des succès par l'emploi de cette nouvelle méthode de thérapeutique Que les métaux à l'intérieur agissent par action à distance en dehors de toute absorption, ainsi qu'il en serait dans les faits de métalloscopie ou de métallothérapie (action catalytique de M. Dumontpallier, inhibition et dynamogénie de Brown Sequard, action propulsive de M. Soulier) ou autrement, il n'en est pas moins constant que plusieurs cas de contractures hystériques, certaines hémiplégies avec hémianesthésie, indépendantes de l'hystérie, ont été guéries par cette méthode de traitement. L'oxalate de cérium n'étant pas absorbé, il nous semble que l'on pourrait rapprocher son mode d'action de ces faits, et faire entrer ce mode d'action dans le domaine de la métallothérapie interne.

OBSERVATION I

Vaujany Joseph, âgé de 34 ans, entré à l'hôpital St-Pothin, salle St-Pierre, le 27 janvier 1882, exerce la profession de poëlier.

Ce malade avait déjà fait un séjour de trois mois pour la même affection.

Comme antédédent pathologique, il a eu la coqueluche en bas âge, à 7 ou 8 ans ; depuis, tous les hivers, il contractait une toux qui durait une partie de la saison. Il a fait la campagne de 1870 ; depuis son retour du régiment, il a commis des excès alcooliques. Depuis un an, ce malade tousse constamment. Il y a six mois, il commença à maigrir, amaigrissement qui a suivi une marche progressive, puis sont survenues de l'extinction de voix et de la perte des forces. Il n'a jamais eu d'hémoptysie, mais il a des sueurs nocturnes localisées à la tête.

A son entrée, l'examen de la poitrine fait constater de la submatité aux deux sommets, submatité plus accentuée au sommet gauche. Les vibrations thoraciques sont exagérées des deux côtés. L'auscultation fait constater aux deux sommets, en avant et en arrière, des craquements humides. Dans les deux tiers inférieurs des poumons on entend des râles muqueux fins, râles beaucoup plus accentués dans le poumon gauche.

La toux est fréquente, quinteuse ; l'expectoration mucopurulente assez abondante ; de temps à autre, les crachats sont striés de sang. Le soir, les quintes de toux sont souvent suivies de vomissements alimentaires.

18 févrieı. Depuis son entrée, le malade avait été soumis au traitement par les calmants, l'opium surtout, mais sans obtenir la moindre amélioration. Il est prescrit cinq prises d'oxalate de cérium de 0,25 à prendre dans un peu d'eau.

24 février. Le malade se plaint que la poudre paraisse augmenter le chatouillement du pharynx. Nous faisons alors prendre la poudre directement appliquée sur la langue, et nous portons la dose à dix prises.

L'examen laryngoscopique, pratiqué par M. Garel, montre une érosion de l'épiglotte, de l'œdème, un affaissement des replis glosso-épiglotiques, probablement produit par une ulcération ; on constate aussi une ulcération très nette des cordes vocales supérieures et inférieures.

20 mars. Le malade n'a retiré aucune amélioration du traitement par l'oxalate de cérium. Ses vomissements per-

sistent et ne cèdent qu'à l'administration de trois gouttes de laudanum, prises avant les repas. Aussi l'oxalate de cérium est-il supprimé. Plus tard, nous avons essayé le carbonate de cérium. Nous avons eu le même insuccès.

OBSERVATION II

Godard Toussaint, âgé de 76 ans, entre à la salle St-Pierre, hospice St-Pothin, le 1er février 1882.

Cet homme exerce la profession de marchand ambulant. Il a eu la variole à l'âge de 15 ans, il souffre fréquemment dans les membres inférieurs de douleurs rhumatismales vagues. Ce malade tousse depuis deux ans, époque à laquelle il est entré à l'Hôtel-Dieu pour une hémoptysie peu abondante. Après un séjour de un mois il en sortit : mais depuis il a toujours eu de la toux.

Vers le quinze janvier environ, son état s'aggrava, la toux devint plus fréquente ; il éprouva un affaiblissement général et ressentit le soir un léger mouvement fébrile.

A son entrée nous constatons de la submatité aux deux sommets, ainsi que de l'obscurité de la respiration. Au sommet gauche en arrière, dans la fosse sus-épineuse, la respiration est soufflante et on entend de nombreux craquements humides. Au sommet droit en arrière la respiration est caverneuse, et on entend de gros râles muqueux. L'expectoration est muco-purulente.

L'état général est assez bon ; l'appétit est conservé ; il n'y a pas de vomissements alimentaires, pas de sueurs nocturnes, ni de diarrhée. Il n'y a rien au cœur.

Il est prescrit à son entrée tisane de dattes et jujubes, vin de quinquina, biphosphate de chaux, 1 g. par jour.

24 février. La toux n'étant pas améliorée, nous lui prescrivons cinq prises d'oxalate de cérium de 0.10 centig.

27 février. Le malade dit que la longueur des quintes de toux est très diminuée; mais la toux persiste. Il est prescrit cinq pilules de 0.20.

1er mars. La toux est très améliorée; l'expectoration paraît moins abondante. L'amélioration persistant, l'oxalate de cérium est supprimé le 6 mars.

12 mars. La toux est revenue aussi fréquente qu'avant le traitement par l'oxalate que le malade réclame. Il est rendu à la dose de cinq pilules de 0.20 cent.

28 mars. Le malade, dont la toux est considérablement diminuée, part pour Longchêne.

OBSERVATION III

Ferran Antoine, âgé de 56 ans, né en Espagne, entre le 6 septembre à l'hôpital Saint-Pothin. Cet homme exerçait la profession d'homme de peine et faisait des travaux très pénibles.

Bien que n'ayant jamais fait de maladie grave, ce malade n'a jamais joui d'une très bonne santé. A l'âge de 15 ans, enrôlé dans les troupes de Don Carlos, il eut à supporter les nombreux accidents de la vie agitée d'un soldat, engagé dans une guerre de partisan. Il y contracta des habitudes alcooliques, et, après un an et demi de ce genre de vie, rentra en France en 1840 et s'y fixa.

Depuis longtemps cet homme tousse, souffre d'accès d'oppression qui étaient surtout très accentués tous les hivers. Depuis quatre ans il a été obligé de suspendre tout travail. Comme antécédent pathologique il faut noter probablement la syphilis. Depuis deux ans ce malade présente une extinction de voix.

A son entrée l'examen des poumons fait constater une sonorité exagérée aux deux sommets, sonorité très prononcée, sur tout en avant.

Le murmure vésiculaire est très obscur dans toute la hauteur des poumons en arrière ; au sommet, l'expiration est prolongée aussi bien en avant qu'en arrière. L'auscultation permet d'entendre une grande quantité de râles ronflants et sibilants dans les deux poumons. La pointe du cœur bat sur la ligne mamelonaire dans le sixième espace ; l'auscultation n'y fait percevoir aucun bruit anormal. La voix est presque aphone. L'examen laryngoscopique fait constater la présence de polypes du larynx.

Le malade se plaint d'être sujet, surtout la nuit, à des accès d'asthme très violents ; il lui semble, dit-il, qu'il va asphyxier. Ces accès se terminent par le rejet d'une assez grande quantité de crachats purulents, striés de sang.

Après une médication diverse; iodure de potassium à la dose de 1 gr. par jour, révulsion à l'huile de croton, vésicatoire, potion au kermes, à l'ipéca, au sulfate de quinine, nous tentons l'oxalate de cérium, à la dose de 1 gr. 25 par jour, par prise de 0,25.

Après dix jours de ce traitement le malade trouve bien la toux légèrement diminuée, mais les accès d'asthme sont aussi fréquents et aussi violents.

Le 3 mars l'oxalate de cerium est supprimé sans avoir produit d'amélioration sensible.

Le 9 mars le malade accuse une diarrhée assez marquée : six selles par jour. Nous donnons l'oxalate de cerium sous la forme suivante :

Oxalate de cerium.	5 gr.
Gomme adrag....	5 gr.
Teinture d'oranges.	2 gr.
Potion gommeuse.	120 gr.

potion que nous faisons prendre en cinq ou six fois.

Le 14 mars le malade nous dit que l'action de l'oxalate s'est fait remarquer le jour même où il a commencé la potion.

Dès le lendemain la diarrhée était supprimée.

OBSERVATION IV

Avocat (Joseph), âgé de 31 ans, exerçant la profession de ramoneur. Entre le 16 janvier 1882.

Son père est mort d'une maladie ayant duré quatre mois, probablement phtisique. Pour lui, il n'a pas d'antécédents pathologiques. Il tousse depuis dix-huit mois, époque à laquelle il a commencé à maigrir et à perdre ses forces ; il n'a jamais eu d'hémoptysie. Il y a quatre mois, à la suite d'un refroidissement, la toux s'accentue et le travail devient impossible. A cette époque il coucha sur la terre humide, et depuis éprouva des douleurs lancinantes à la hanche gauche, douleurs s'irradiant dans la cuisse. La douleur et la toux persistant, le malade entra à l'hôpital le 16 janvier 1882.

A son entrée le malade accuse une douleur qu'il localise au niveau de l'émergence du nerf sciatique gauche. Cette douleur s'accentue par la marche et la pression sur le trajet du nerf sciatique. La douleur ne dépasse pas le genou. La marche est possible cependant.

La toux est fréquente surtout la nuit, et suivie de vomissements alimentaires.

L'examen des poumons fait constater de la submatité aux deux sommets, en avant et en arrière. La respiration est rude des deux côtés et s'accompagne de craquements humides, nombreux, aussi bien en avant qu'en arrière. On ne trouve pas de signes d'excavation. Le cœur paraît sain.

A son entrée il est prescrit cinq gouttes de laudanum avant

les repas, et de l'élixir de pepsine que l'on remplace par 1 gr. de pepsine; potion calmante.

17 février. La toux étant aussi fréquente, il est prescrit cinq prises d'oxalate de cerium de 0,10 centig.

22 février. La toux paraît améliorée, elle est moins fréquente; le 18 et le 19 le malade n'a pas eu de vomissements.

24 février. Le vomissement est revenu, mais il n'y en a plus qu'un par jour; le malade nous dit que les quintes de toux sont moins longues; il est prescrit 10 pilules d'oxalate de cerium de 0,10.

7 mars. Le vomissement ne revient que tous les deux jours.

15 mars. La toux, tout en étant considérablement diminuée, persiste encore; l'action du médicament porte surtout sur la durée des quintes, dont la longueur est très atténuée, surtout si le médicament est pris tout à fait au début de la quinte.

A ce jour le malade est pris d'accès de fièvre tous les soirs; les sueurs nocturnes sont très abondantes, l'amaigrissement fait des progrès rapides. On commence à percevoir des signes d'excavation au début, aux sommet des deux poumons, aussi bien en avant qu'en arrière. Pendant tout le mois d'avril la lésion évolue avec rapidité; aussi l'oxalate de cérium paraît-il avoir une influence moins heureuse. Le malade succombe le 15 mai.

OBSERTATION V

Brussais (Antonin), âgé de 20 ans, typographe.

Comme antécédent héréditaire ce malade a eu un frère mort jeune encore, après huit mois d'une maladie traitée pour une bronchite. Dans son enfance ce malade a fait plusieurs maladies graves, de nature inconnue pour lui. Il tousse depuis dix-huit mois, époque à laquelle il a eu une hémoptysie abondante, qui s'est renouvelée à plusieurs reprises. Il entre le 2 février à la salle Saint-Pierre.

Son état général est très mauvais ; il présente un amaigrissement considérable, une perte de forces complète, c'est à peine si le malade peut se tenir debout ; les fonctions digestives s'accomplissent mal, mais il n'y a pas de diarrhée ; les sueurs nocturnes sont abondantes, localisées surtout à la tête.

L'examen des poumons fait constater de la matité aux deux sommets, matité très accentuée à droite. Dans toute l'étendue de la fosse sous-épineuse du poumon droit on entend de nombreux râles caverneux ; au-dessous de la clavicule droite on perçoit des râles sous-crépitants fins en grande quantité. A gauche, dans le tiers supérieur du poumon, en arrière, on entend de nombreux râles muqueux fixes. L'expectoration est muco-purulente.

18 février. Après une médication diverse surtout opiacée, la toux n'ayant pas été améliorée, il est prescrit cinq prises d'oxalate de cérium de 0,10 centig.

21 février. Le malade trouve sa toux augmentée par l'emploi de l'oxalate, qui est supprimé. Le malade s'affaiblit de plus en plus, ne peut supporter aucun médicament et meurt le 25 février.

OBSERVATION VI

Guillon (Etienne), âgé de 32 ans, voiturier, entre à l'hospice Saint-Pothin, salle Saint-Bernard, le 8 janvier 1882.

Ce malade n'a pas d'antécédents pathologiques personnels ni héréditaires. Il y a dix-huit mois, il eut à supporter une journée de pluie, prit froid, et sa voix devint subitement enrouée. Deux mois après il commença à tousser, sans jamais avoir d'hémoptysie ; mais à partir de cette époque, il subit un amaigrissement progressif. L'état général est bon, les forces sont à peu près conservées ; il n'y a pas de sueurs nocturnes, pas de diarrhée, pas d'anorexie ; les fonctions digestives s'accomplissent bien. Au cœur, on ne perçoit rien d'anormal.

A son entrée, nous constatons de la submatité aux deux sommets, submarité plus accentuée à droite, en arrière.

A ce niveau, dans toute l'étendue de la fosse sous-épineuse, on entend de nombreux râles sous-crépitants fixes. En avant, à droite, la respiration est rude, on entend des râles sous-crépitants fins et ne disparaissant pas par la toux. A gauche, en avant et en arrière, la respiration est très obscure, et il y a peu de râles. L'expectoration est abondante et bronchorréique.

A son entrée, il est prescrit tisane de dattes, jujubes, potion avec cinq gouttes béchiques (la formule des gouttes béchiques est : gouttes roses 25 g., sulfate d'atropine 0,05 centig.). Biphosphate de chaux 1 g. par jour.

26 janvier. La toux étant très fréquente, on ajoute dix gouttes béchiques.

30 janvier. Le malade présente de la mydriase, se plaint de la fréquence de la toux, de l'oppression, n'a pas de sommeil ; il est prescrit cinq gouttes béchiques au lieu de dix.

1er février. La mydriase a disparu, le sommeil est revenu, mais l'oppression persiste ; il est prescrit 1 g. bromure de potassium.

2 février. La nuit a été bonne, mais la toux persiste.

7 février. A ce jour, la toux et l'oppression présentent la même acuité qu'à l'entrée du malade, qui a perdu l'appétit. Il est survenu de la diarrhée ; l'amaigrissement et la perte des forces s'accentuent.

A l'auscultation, on entend, en avant à droite dans le creux sous-claviculaire, des craquements secs. A gauche, au même niveau, on a des craquements humides nombreux. En arrière, aux sommets des deux poumons, on a des râles sous-crépitants fixes. On pratique vingt-cinq pointes de feu dans chaque creux sous-claviculaire.

12 février. Au niveau des pointes de feu, à droite, les craquements secs persistent ; à gauche, les craquements humides sont toujours très nombreux. En arrière, les signes persistent sans s'accentuer.

13 février. On applique cinquante pointes de feu dans chaque creux sous-claviculaire.

14 février. On constate une diminution des craquements au niveau des pointes de feu ; mais la toux est toujours très fréquente malgré le bromure de potassium qui est donné à la dose de 4 g. par jour. Le bromure de potassium est supprimé ; il est prescrit cinq prises d'oxalate de cérium de 0,25 chacune.

23 février. Les nuits sont meilleures, la toux est améliorée, le malade est très affirmatif sur ce point.

27 février. L'oxalate de cérium est donné sous forme de pilules de 0,20 c. chacune, cinq par jour.

2 mars. Le malade dit que les quintes de toux ne sont pas aussi facilement jugulées par les pilules que par la poudre. Le médicament est rendu par prises de 0,20.

Le malade sort le 31 mars, en étant très affirmatif sur l'amélioration de la toux, qui a à peu près disparu. En même temps, l'auscultation fait constater la diminution des craquements dans les creux sous-claviculaires des deux poumons.

OBSERVATION VII

Oriol Emile, âgé de 30 ans, mégissier, entre à la salle St-Bernard le 21 janvier 1882.

Ce malade ne présente rien à noter du côté de l'hérédité.

En 1871 il fut atteint d'un rhumatisme articulaire subaigu; il n'a pas d'autre antécédent pathologique. Depuis trois ans ce malade souffre d'une oppression très marquée, d'une toux fréquente et a eu plusieurs hémoptysies légères. Ces symptômes l'ont obligé à faire deux séjours à l'Hôtel-Dieu, d'où il sortit à peu près guéri, disait-il. Mais après le moindre travail l'oppression reparaissait.

Depuis huit jours il est survenu de l'œdème des membres inférieurs; l'oppression est très forte, la toux fréquente; l'expectoration bronchoréique est abondante.

A son entrée le pouls est petit, très irrégulier, intermittent; la pointe du cœur est difficile à trouver. Les battements du cœur sont irréguliers, on ne perçoit ni souffle ni dédoublement des bruits. L'auscultation des poumons décèle de nombreux râles sibilants L'urine est peu colorée, peu abondante, sans albumine. Du côté des fonctions digestives on note de l'anorexie, des digestions difficiles.

Il est prescrit des frictions sur les membres avec un mélange de teintures de genièvre et de scille. A l'intérieur potion avec une infusion de 0.40 cent. feuilles de digitale, du vin de Trousseau, de la tisane de chiendent nitrée.

31 janvier. L'œdème a diminué; la toux et l'oppression sont améliorées; la miction est plus fréquente et plus abondante; on ne trouve pas d'albumine dans les urines. L'anorexie persiste ainsi que la difficulté des digestions.

7 février. L'œdème a complètement disparu, l'urine est abondante. Les battements du cœur sont plus réguliers, on perçoit un bruit de souffle présystolique à la pointe du cœur qui bat dans le sixième espace intercostal, un peu en dehors de la ligne mamelonnaire. L'oppression persiste; après les repas le malade accuse des palpitations. La toux est quinteuse, très pénible.

8 février. Le pouls marque 60 pulsations, il est irrégulier,

faible ; on perçoit un dédoublement du second bruit à la pointe, le souffle présystolique persiste. La digitale est supprimée. Il est prescrit deux granules de Papillaud. On continue le vin de Trousseau, la tisane de chiendent nitrée ; on pratique des badigeonnages de teinture d'iode sur la région précordiale.

17 février. Le malade se plaint de quintes de toux fré quentes, surtout après le repas, quintes de toux suivies de vomissements alimentaires. Il est prescrit cinq prises d'oxalate de cérium de 0 gram. 25 centig.

20 février : La toux est très atténuée, les vomissements sont suspendus, l'expectoration est plus facile.

27 février. Le malade sort avec une très grande amélioration de la toux qui a à peu près disparu ; le malade est très affirmatif sur ce point.

OBSERVATION VIII

Léonard Jourdan, âgé de 22 ans, tapissier, entre à la salle St-Bernard le 22 février 1882.

Comme antécédents héréditaires, il a sa mère morte phthisique à l'âge de 45 ans ; personnellement ce malade n'a pas d'antécédents pathologiques. Depuis deux ans, il souffre d'une toux incessante, qui, tous les hivers, présente une recrudescence. Depuis quinze jours, la toux s'est notablement accentuée, elle est fréquemment suivie de vomissements alimentaires. Depuis un mois, l'amaigrissement et la perte des forces ont suivi un développememt progressif. Il n'y a jamais eu d'hémoptysie ; l'expectoration muco-purulente est très abondante.

A son entrée, l'examen des poumons fait constater de la

submatité aux deux sommets ; à droite, en avant et en arrière, on entend des râles humides fixes. Au sommet gauche en avant, on perçoit des craquements secs, en arrière, des craquements humides. La respiration est légèrement soufflante au niveau de la pointe de l'omoplate gauche.

Du côté des voies digestives, nous notons l'appétit conservé, de la diarrhée datant depuis quelque temps déjà. Le malade accuse de l'insomnie, des sueurs nocturnes abondantes, un affaiblissement général très marqué. Le soir, le malade a la fièvre. L'examen du cœur ne fait rien percevoir d'anormal.

A son entrée, il est prescrit de la tisane de dattes et jujubes, vin de quina, 2 pilules de Heim quininées, bismuth.

25 février. La toux persistant, il est prescrit cinq prises d'oxalate de cérium de 0 gram. 25 cent. la diarrhée étant diminuée on supprime le bismuth.

28 février. La toux est moins fréquente, les pilules de Heim sont supprimées.

1er mars. La diarrhée est revenue, on donne le bismuth à la dose de 5 gram. par jour.

10 mars. La toux est très atténuée, la diarrhée persiste malgré l'emploi du bismuth à la dose de 10 gr.

4 avril. L'auscultation fait reconnaître que les craquements humides ont augmenté d'étendue dans le poumon gauche en arrière ; les râles muqueux envahissent de plus en plus le poumon droit ; l'affaiblissement va en progressant, l'oxalate de cérium paraît avoir une influence moins heureuse. La toux et l'oppression s'accentuent ; le malade meurt le 14 avril.

OBSERVATION IX

Page (Nicolas), âgé de 57 ans, manœuvre, entre à la salle Saint-Bernard, le 2 mars 1882.

Il y a dix ans ce malade contracta des fièvres intermittentes à Pierre-Bénite ; de temps à autre il a des accès quotidiens durant de huit à dix jours.

Ce malade tousse depuis le commencement de l'hiver; mais depuis quinze jours surtout la toux est plus fréquente; la nuit, l'expectoration muco-purulente est abondante. Le pouls est irrégulier, petit, fréquent, 110 pulsations avec quelques intermittences.

L'auscultation du cœur fait entendre un souffle systolique à la pointe, souffle se propageant dans l'aisselle. Il n'y a pas d'œdème des membres. L'appétit est conservé, mais les digestions sont lentes.

Le 2 mars il est prescrit cinq pilules d'oxalate de cérium, de 0,10 cent.

7 mars. La toux est moins fréquente, surtout la nuit.

11 mars. L'oxalate de cérium est supprimé.

15 mars. La toux étant revenue, il est prescrit de nouveau cinq pilules d'oxalate de cérium de 0,10.

Le 3 avril le malade sort, ne souffrant presque plus de sa toux.

OBSERVATION X

Schenker (Philibert), âgé de 28 ans, imprimeur sur étoffes, entre à la salle Saint-Bernard le 20 février 1882.

Sa mère est morte à l'âge de 50 ans de fluxion de poitrine.

Le malade a eu une sœur morte à l'âge de 25 ans d'une affection pulmonaire, après plusieurs années de maladie.

Il y a trois ans et demi ce malade fit un séjour à l'hôpital de la Croix-Rousse pour une bronchite. Il en sortit au bout de quinze jours ; mais depuis il a conservé de la toux dont la fréquence est allée en augmentant. Depuis trois semaines il a été obligé de suspendre son travail. Il n'a jamais eu d'hémoptysie, mais depuis un an ce malade a subi un amaigrissement très notable. Il a perdu 11 kil. environ.

La toux est très fréquente surtout la nuit, et empêche le sommeil ; sueurs nocturnes abondantes.

A son entrée le malade a un facies pâle, légèrement bouffi, de l'œdème des membres inférieurs depuis deux jours.

La percussion est douloureuse au sommet gauche. Elle dénote de la matité aux sommets des deux poumons, matité très accentuée à gauche. La respiration est caverneuse aux deux sommets où on perçoit du gargouillement, de la pectoriloquie aphone. Dans les deux tiers inférieurs des poumons ou entend de nombreux râles muqueux. En avant, dans les creux sous-claviculaires, on entend des deux côtés de nombreux râles sous-crépitants fins, à gauche ils ont le timbre caverneux. La toux est quinteuse, très fréquente. Les battements du cœur sont sourds, réguliers.

Du côté des voies digestives on note une anorexie complète, pas de vomissements ni de diarrhée. La voix est éteinte. Les urines contiennent un léger nuage d'albumine. Le malade, couché dans le décubitus dorsal, est dans une prostration complète.

Le 22 février. Il est prescrit cinq prises d'oxalate de cérium de 0,25, 1 gr. biphosphate de chaux, vin de quinquina.

25 février. Le malade dit avoir une grande amélioration de la toux ; les quintes sont moins fréquentes et moins longues, aussi le sommeil est possible.

28 février. Les prises d'oxalate de cérium sont données au nombre de dix.

1er mars. L'affaiblissement est de plus en plus marqué. Le malade ne peut plus rien supporter, le délire survient et la mort arrive le 9 mars.

OBSERVATION XI

Bertrand Jean, âgé de 49 ans, journalier, entre le 9 mars 1882. Pas d'antécédents héréditaires. Ce malade a eu la variole à l'âge de 2 ans. Depuis plusieurs années ce malade souffrait d'une toux fréquente tous les hivers. Depuis un mois la toux est très accentuée, l'amaigrissement a pris une marche rapide ainsi que la perte de forces ; sueurs nocturnes abondantes. Il n'a jamais en d'hémoptysie. L'expectoration muco-purulente est très abondante.

A son entrée l'examen des poumons fait constater de la submatité aux deux sommets. Au sommet gauche en arrière on entend de nombreux craquements humides, en avant on a des signes d'excavation. A droite la respiration est obscure.

Le malade est pâle, très amaigri, dans un accablement profond L'anorexie est complète; il n'y a pas de vomissements ni de diarrhée ; le soir il y a de la fièvre. Rien au cœur.

A son entrée il est prescrit tisane de dattes et jujubes, biphosphate de chaux 1 g., potion calmante.

10 mars. La toux étant très fréquente, surtout la nuit, il est prescrit cinq prises d'oxalate de cérium de 0.20.

12 mars. Le malade accuse une grande amélioration de la toux, aussi la nuit a été bonne; on supprime l'oxalate de cérium.

14 mars. La toux est revenue aussi fréquente qu'à son début. Nous donnons de nouveau l'oxalate de cérium à la même dose que précédemment.

1er avril. La lésion pulmonaire fait des progrès, le malade meurt le 10 avril.

OBSERVATION XII

Lafay Jean, âgé de 33 ans, tisseur, entre le 5 mars 1882 à la salle Saint-Bernard.

Ce malade ne présente pas d'antécédents héréditaires. Quant à lui, il a eu, en 1874, une attaque de rhumatisme articulaire aigu, qui a duré deux mois. Ce malade tousse depuis huit mois ; il y a cinq mois, il a eu une hémoptysie abondante.

Depuis trois semaines il a été obligé de suspendre tout travail, par suite de l'aggravation de son état. La toux est quinteuse, très pénible, empêche le sommeil ; il n'y a pas de vomissements.

L'examen des poumons fait constater de la submatité dans toute l'étendue du poumon gauche en arrière et du poumon droit en avant. A la partie postérieure du poumon droit, la respiration est rude au sommet ; à gauche, elle est soufflante au sommet, obscure dans les deux tiers inférieurs. En avant, dans le creux sous-claviculaire du poumon gauche, on entend des craquements secs ; à droite on ne perçoit rien d'anormal. L'amaigrissement est très marqué, les digestions très difficiles. Les sueurs nocturnes sont abondantes, le soir le malade a de la fièvre.

A son entrée la prescription est tisane de dattes, jujubes, bi-phosphate de chaux 1 g., potion calmante, vin de quinquina.

8 mars. La potion calmante est supprimée et remplacée par cinq pilules d'oxalate de cérium de 0.10.

10 mars. La toux, persistant avec la même fréquence, l'oxalate de cérium est donné par prises de 0.20 cent., au nombre de cinq.

13 mars. Le malade dit avoir eu un notable soulagement de la toux, les nuits sont meilleures. L'oxalate est supprimé.

17 mars. La toux a repris sa fréquence, l'oxalate de cérium est de nouveau prescrit.

16 avril. La toux est améliorée, les nuits sont calmes, le malade sort le 17 avril très amélioré.

OBSERVATION XIII

Bredy Claude âgé de 31 ans, tanneur, entre le 10 février à la salle Saint-Bernard.

Ce malade a eu la variole à l'âge de 22 ans ; depuis l'âge de 26 ans il a des habitudes alcooliques. Il y a cinq mois le malade prit froid, éprouva des frissons avec point de côté sous-mammaire à gauche, et eut des vomissements. Quinze jours après ce début, il survint une toux fréquente avec expectoration muqueuse. Il entre à l'Hôtel-Dieu où il fit un séjour d'un mois et demi. Il en sort toussant encore, ne put reprendre son travail, et, trois jours après, fut obligé de s'aliter jusqu'au moment de son entrée à la salle Saint-Bernard. Durant cette époque il souffrit d'une toux quinteuse très pénible, suivie de vomissements alimentaires. Il y a un mois, survint une hémoptysie d'intensité moyenne, puis l'amaigrissement et la perte des forces.

A l'entrée du malade, nous constatons de la submatité au sommet du poumon gauche, à la partie postérieure. Au sommet droit on constate de la submatité, une respiration rude, qui devient obscure dans les deux tiers inférieurs du poumon. Au-dessous de la clavicule droite on entend des craquements humides nombreux ; à gauche, les signes sont peu accusés. L'appétit est conservé, mais il y a souvent des quintes de toux suivies de vomissements alimentaires ; il n'y a pas de diarrhée, rien au cœur.

11 février. On pratique vingt pointes de feu dans le creux sous-claviculaire droit.

16 février. La toux étant aussi fréquente, il est prescrit cinq prises d'oxalate de cérium de 0,25.

18 février. Depuis deux jours les vomissements n'ont pas reparu, la toux est beaucoup moins fréquente.

24 février. Les vomissements sont revenus, ont résisté à la potion de Rivière additionnée de quatre gouttes noires. Le malade demande sa sortie sans avoir eu d'amélioration sensible.

OBSERVATION XIV

Thousselier Claude, âgé de 49 ans, cordonnier, entre le 9 mars à la salle Saint-Bernard.

Ce malade a eu une bonne santé jusqu'à l'année dernière ; à cette époque il a commencé à tousser, et depuis a subi un amaigrissement considérable ainsi que la perte des forces ; il n'a pas eu d'hémoptysie.

A son entrée la toux est fréquente, quinteuse, l'expectoration est muco-purulente ; le malade accuse un point sous-mammaire du côté gauche.

L'examen des poumons fait constater de la matité au sommet droit, en arrière, ainsi qu'une respiration obscure et rude. Au sommet gauche, on a de la submatité, une respiration soufflante.

L'appétit est conservé ; il n'y a pas de vomissements ni de diarrhée ; la voix est enrouée. Les nuits sont agitées et troublées par la fréquence de la toux, le soir il y a un léger mouvement fébrile.

9 mars. Il est prescrit cinq prises d'oxalate de cérium de 0,20.

10 mars. Les nuits sont meilleures, la fréquence de la toux est très diminuée.

L'amélioration persiste pendant tout le mois d'avril, et, le 1er mai, le malade sort rétabli, ne souffrant à peu près plus de sa toux.

OBSERVATION XV

Laplace Louise, âgée de 64 ans, dévideuse, entre le 1er mars à la salle Ste-Marie, hospice St-Pothin.

Elle a été réglée à 14 ans, la ménopause a eu lieu à 40 ans.

Cette malade a toujours joui d'une bonne santé jusqu'au mois d'avril 1878. A cette époque, elle contracta une bronchite qui dura tout l'hiver et lui laisssa de la toux et de l'oppression qui ont persisté jusqu'à ce jour. Depuis trois semaines, la toux et l'oppression ont notablement augmenté. Aussi a-t-elle été obligée de cesser tout travail.

A son entrée, la percussion dénote une exagération de la sonorité aux deux sommets en avant ; à ce niveau, l'auscultation fait percevoir de l'obscurité de la respiration, de nombreux rhonchus dans les deux poumons. A la partie postérieure, on a de la submatité aux deux sommets ; on perçoit de l'obscurité de la respiration et des râles sibilants dans les deux poumons. La malade n'a pas de fièvres, ni de sueurs nocturnes. L'état général est bon.

4 mars. Il est prescrit cinq pilules d'oxalate de cérium de 0,20.

5 mars. La toux et l'oppression ont considérablement diminué ; la malade dit n'avoir pas eu de nuit aussi bonne depuis un mois au moins.

10 avril. La toux et l'oppression ayant à peu près disparu, la malade demande à sortir.

OBSERVATION XVI

Bourrat Augustine, âgée de 35 ans, dévideuse, entre le 5 octobre 1881 à la salle Ste-Marie.

Cette malade ne présente rien du côté de l'hérédité. Réglée à 16 ans, la menstruation a été normale jusqu'à ces cinq ou six dernières années, époque depuis laquelle les règles sont moins abondantes, irrégulières.

Il y a un an, à la suite d'un refroidissement, la malade se mit à tousser, toux qui a persisté jusqu'à ce jour. Elle n'a jamais eu d'hémoptysie ; l'amaigrissement est notable, la perte des forces considérable, les sueurs nocturnes sont abondantes. L'expectoration est abondante et muco-purulente.

A son entrée, la percussion dénote de la submatité au sommet droit, dans toute l'étendue de la fosse sous-épineuse, et à ce niveau on entend des craquements humides, abondants, craquements que l'on retrouve dans la fosse sous-claviculaire. Le poumon gauche ne révèle rien de morbide. L'auscultation du cœur fait percevoir le dédoublement du premier bruit à la base.

Depuis quelque temps cette malade a de l'anorexie, des vomissements alimentaires. La toux est très fréquente.

6 octobre. On fait des badigeonnages à la teinture d'iode dans le creux sous-claviculaire du poumon droit. Il est prescrit : tisane de dattes et jujubes ; 1 gr. bi-phosphate de chaux ; potion diacodée, élixir de dextrine.

31 janvier 1882. La toux est très fréquente, surtout la nuit. La percussion fait constater de la matité dans toute la hauteur du poumon droit, à la partie postérieure du thorax. Les craquements humides sont augmentés d'étendue, aussi bien en

avant qu'en arrière du poumon droit. Il est prescrit 2 pilules de cyanure de zinc, de 0,01 cent.

15 février. La toux persistant, il est prescrit cinq prises d'oxalate de cérium, de 0,25.

25 février. La malade nous dit avoir obtenu une grande amélioration de la toux; aussi les nuits sont calmes. Elle demande sa sortie.

OBSERVATION XVII

Kenner (Adrienne), âgée de 38 ans, tailleuse, entre à la salle Sainte-Marie, le 26 avril 1882.

La malade, dont le père est mort phtisique à l'âge de 45 ans, a été réglée à treize ans toujours normalement jusqu'au mois de mars 1881, époque à laquelle les règles sont devenues peu abondantes et irrégulières. Elle a eu la fièvre typhoïde à l'âge de neuf ans. Mariée, elle a eu cinq enfants, dont deux sont morts en bas-âge.

Cette malade tousse depuis deux ans environ, et d'une façon très accentuée depuis un mois, époque à laquelle elle a commencé à maigrir et à perdre ses forces.

A son entrée, l'examen des poumons fait constater de la matité aux sommets des deux poumons en arrière ; en avant, on a de la submatité. En arrière, à droite, la respiration est rude au sommet droit, obscure à la base. Dans la fosse sus-épineuse on entend des craquements humides, abondants ; dans la fosse sous-épineuse la respiration est caverneuse.

A ce niveau on perçoit du gargouillement. Dans le creux sous-claviculaire du poumon droit on entend des râles sous-crépitants fixes. Dans le creux sous-claviculaire du poumon gauche, l'inspiration est rude, l'expiration est prolongée. Dans la fosse sous-épineuse du même poumon on entend des craquements humides.

L'appétit est conservé, les digestions sont bonnes ; les sueurs nocturnes sont abondantes, localisées à la tête et à la région sternale. L'amaigrissement est très marqué. Les quintes de toux sont fréquentes, et le matin elles sont suivies de nausées, de vomissements glaireux, jamais alimentaires. L'expectoration est muco-purulente.

5 mai. Malgré le traitement opiacé la toux est aussi fréquente, les nausées persistent ; il est prescrit cinq prises d'oxalate de cérium de 0.25.

10 mai. La malade nous dit que les nausées et les vomissements glaireux ont disparu dès le lendemain de l'administration du médicament, la toux est très améliorée; on supprime l'oxalate de cérium.

17 mai. La toux paraissant revenue on donne trois pilules de Heim quininées dont la formule est :

Poudre de digitale............	0.60	centig.
Opium brut..................	0.20	—
Ipéca......................	0.25	—
Sulf. de quinine.............	1.00	—

Pour 20 pilules.

7 juin. Il n'y a pas d'amélioration ; suppression des pilules, cinq prises d'oxalate de cérium de 0 gram. 25 cent.

10 juin. Le malade obtient encore un soulagement de la toux mais la lésion pulmonaire semble prendre une marche plus rapide et la malade s'affaiblit de plus en plus.

OBSERVATION XVIII

Lepetit, Marie, âgée de 61 ans, blanchisseuse, entre à la salle Ste-Marie le 3 avril 1882.

Réglée à 14 ans, la menstruation a toujours été normale, la ménopause a eu lieu à 52 ans. Cette malade a eu la variole à l'âge de 4 ans et consécutivement a une taie de la cornée. A plusieurs reprises elle a eu des douleurs rhumatismales dans les membres, mais elle n'a jamais été forcée de s'aliter.

Depuis trois ans cette malade a fréquemment de l'œdème des malléoles survenant après une journée de fatigue.

Au mois de janvier 1882 la malade ayant pris froid, commence à tousser, à ressentir une oppression très marquée, un œdème persistant.

A son entrée, la malade accuse une oppression très pénible, une toux fréquente. L'auscultation des poumons fait entendre des râles sibilants dans toute la hauteur des poumons. Le cœur bat irrégulièrement. On entend un bruit de souffle systolique à la pointe. Le pouls est petit, irrégulier, et présente quelques intermittences. L'urine est peu abondante et contient une quantité notable d'albumine.

Du côté des voies digestives la malade accuse de l'anorexie, quelques vomissements à la suite des quintes de toux.

15 mai. Il est prescrit cinq prises d'oxalate de cérium de 0 gram. 25 centig.

20 mai. La malade dit qu'elle n'éprouve aucun soulagement par l'oxalate de cérium, qui, d'après elle, augmenterait la toux. On le supprime. La malade sort le 15 juin sans avoir obtenu d'amélioration sensible.

OBSERVATION XIX

Marie Aimain, âgée de 33 ans, dévideuse, entre à la salle Ste-Marie, le 10 mai, 1882.

Son père est mort à l'âge de 55 ans, d'une fluxion de poitrine, dit-elle, sa mère est morte à l'âge de 45 ans, à la suite d'une bronchite; elle a une sœur qui tousse.

Réglée à 13 ans, elle a eu une menstruation régulière jusqu'à ce jour. Il y a cinq ans, elle eut plusieurs hémoptysies et commença à tousser. Depuis le 25 décembre 1881, son état s'est aggravé. A son entrée, on constate une toux fréquente, quinteuse, suivie, le matin surtout, de vomissements glaireux, l'expectoration est muco-purulente ; depuis cinq ans, elle n'a pas eu de nouvelle hémoptysie.

La percussion des poumons dénote de la matité dans les deux fosses sous-épineuses. Au poumon droit, on entend en avant et en arrière du souffle caverneux; dans la fosse sous-épineuse, on entend du gargouillement, de la pectoriloquie aphone. Dans le poumon gauche, l'auscultation ne fait constater que de l'obscurité de la respiration. La malade se plaint d'une douleur interscapulaire très vive. On ne constate rien d'anormal au cœur.

Du côté des voies digestives l'appétit est conservé, la malade n'accuse ni vomissements, ni diarrhée. L'amaigrissement est considérable ainsi que la perte des forces; les sueurs nocturnes sont abondantes ; œdème des jambes depuis trois mois. L'expectoration est muco-purulente.

12 mai. Tisane de dattes et jujubes, 1 gram. biphosphate de chaux, potion calmante, café.

22 mai. La toux est très fréquente, il est ajouté à la potion 2, 50 de bromure de potassium

31 mai. Il n'y a pas de soulagement de la toux; cinq prises d'oxalate de cérium de 0.25.

1er juin. La toux a été diminuée; la nuit a été bonne.

2 juin. L'oxalate de cérium est supprimé.

4 juin. La malade accuse un retour de la toux, qui le matin est suivie de vomissements glaireux. Elle accuse en même temps un chatouillement très désagréable au pharynx. L'oxa-

late de cérium est donné de nouveau à la dose de cinq prises de 0.25.

6 juin. La malade nous dit avoir éprouvé un grand soulagement; les vomissements glaireux ainsi que le chatouillement ont disparu. On continue les prises.

15 juin. L'état de la malade s'aggrave; elle est plongée dans un collapsus très marqué, elle ne peut plus supporter de médicament et meurt le 27 juin.

OBSERVATION XX

Bisbol Catherine, âgée de 36 ans, née en Espagne, couturière, entre à la salle Ste-Marie le 27 mai 1882.

Son père est mort jeune, problablement phtisique. Dans son enfance cette malade a eu la scarlatine.

Réglée à 12 ans, la menstruation est régulière. Il y a dix ans, elle eut une bronchite aiguë, qui fut traitée à l'hôpital de la Croix-Rousse, d'où elle sortit guérie au bout d'un mois. Au mois d'octobre 1881, elle fit un nouveau séjour au même hôpital pour une pneumonie droite, dit-elle, qui guérit. Elle n'a jamais eu d'hémoptysie. Il y a un mois elle prit un refroidissement qui fut suivi d'un point de côté à gauche et d'accès de toux.

A son entrée le point de côté a disparu, mais la toux persiste. La percussion révèle une matité complète dans toute la hauteur du poumon gauche. Dans la fosse sus-épineuse du même côté on entend un souffle expiratoire. Dans le reste du poumon on constate une abolition complète du murmure vésiculaire, ainsi que des vibrations thoraciques. Les battements du cœur sont précipités, l'organe ne paraît pas déplacé. La langue est sèche, il y a une anorexie complète. La toux est fréquente, quinteuse. La température rectale le soir est de 39°. Il est prescrit potion avec 40 g. rhum, poudre de Dower 0. 30.

30 mai. La toux étant très fréquente surtout la nuit il est prescrit cinq prises d'oxalate de cérium de 0.25. Vésicatoire.

31 mai. La malade dit que la toux est bien moins fréquente, aussi le sommeil est-il recouvré.

-7 juin. La toux et moins fréquente, l'épanchement persiste, suppression de l'oxalate de cérium.

4 juin. La toux n'existe plus, mais l'épanchement persiste dans le tiers supérieur du poumon, on commence a entendre le murmure vésiculaire.

OBSERVATION XXI

Florend Louise, âgée de 30 ans, journalière, entre le 6 mai 1882, à la salle Sainte-Marie.

Cette malade ne présente pas d'antécédents pathologiques héréditaires ni personnels. Réglée à 11 ans, sa menstruation a toujours été régulière. Mariée à 21 ans, elle n'a jamais eu d'enfants. Cette femme a toujours eu une vie très-difficile, a été employée à des travaux pénibles ; elle a eu en outre de nombreux chagrins à la suite de l'abandon par son mari.

Au mois de janvier, cette malade prit un refroidissement après une journée passée à laver du linge ; le soir point de côté à gauche, le lendemain survint une toux sèche, quinteuse très pénible qui a persisté jusqu'à ce jour. Il y a un mois elle a eu une hémoptysie assez abondante ; le point de côté a persisté, la toux est devenue plus fréquente ; depuis la semaine dernière, elle a des sueurs nocturnes.

A son entrée, le soir, la température vaginale est de 39°, sa langue est saburrale, anorexie, digestion difficile, l'expectoration est muco-purulente abondante. La percussion dénote de la submatité aux deux sommets. L'auscultation fait percevoir des craquements humides au sommet du poumon gauche, de l'obscurité de la respiration dans le tiers inférieur de ce poumon. Le poumon droit paraît sain. Rien au cœur.

Depuis 6 mois l'affaiblissement est général, l'amaigrissement est très accentué.

A son entrée, tisane de dattes, jujubes, potion calmante, biphosphate de chaux, 1 gramme.

10 mai. La toux étant très fréquente, surtout la nuit, cinq prises d'oxalate de cérium de 0,25.

12 mai. Amélioration de la toux, nuit bonne.

25 mai. On constate de la matité dans les deux tiers inférieurs du poumon gauche, avec l'abolition des vibrations thoraciques à ce niveau. Dans le tiers supérieur, les vibrations sont conservées. On continue les prises d'oxalate de cérium.

Le 3 juin la malade sort, la toux a disparu, l'épanchement de la base du poumon gauche s'est résorbé.

OBSERVATION XXII

Allard (Jeanne), âgée de 26 ans, tisseuse, entre le 7 juin à la salle Sainte-Marie.

Cette malade a eu un frère mort phtisique.

Pour elle, réglée à 13 ans, sa menstruation est régulière. Mariée à 18 ans, elle a eu un premier enfant, mort en bas-âge de dyssenterie. Il y a deux mois elle a eu un second accouchement qui s'est fait normalement ; elle n'a pas encore eu son retour de couches. La toux qui était légère avant cette seconde grossesse, devint aussitôt intense après la deuxième couche.

Les crachats muco-purulents sont parfois striés de sang.

A son entrée, on constate de la matité dans toute l'étendue de la fosse sous-épineuse du poumon droit ; en avant, au-dessous de la clavicule droite, on a de la submatité. L'auscultation fait percevoir de nombreux râles sous-crépitants fixes dans toute la hauteur du poumon droit en arrière. En avant, dans le creux sous-claviculaire du même poumon, on a du souffle caverneux, du gargouillement, de la pectoriloquie aphone. Le poumon gauche parait être sain. La respiration est pénible, très accélérée ; le membre inférieur gauche présente de la phlegmatia alba dolens. Rien au cœur. Anorexie, pas de vomissements, sueurs nocturnes abondantes.

L'amaigrissement et l'affaiblissement sont très marqués.

Le soir, la température vaginale est de 39°,5.

A son entrée, tisane de dattes, jujubes. Potion avec trois gouttes roses. Vin de quinquina, sirop de limons.

10 juin. La toux étant très fréquente, il est prescrit cinq prises d'oxalate de cérium de 0,25.

12 juin. La malade dit avoir mieux dormi et constate une grande amélioration de la toux.

15 juin. La malade se plaint de sécheresse de la bouche. On donne la poudre dans un cachet limousin.

20 juin. La malade dit que sa toux est très diminuée, que l'expectoration est plus facile. Elle sort le 23 juin, bien que son état soit grave. Nos renseignements personnels nous permettent d'ajouter qu'elle est morte trois jours après sa sortie de l'hôpital.

OBSERVATION XXIII

Precloux Marie-Philomène, âgée de 31 ans, filocheuse, entre à la salle Sainte-Marie le 11 janvier 1882.

Cette malade a eu la coqueluche, la fièvre typhoïde dans son enfance. A treize ans elle a contracté la fièvre intermittente, à la Mouche. Elle n'a marché qu'à 7 ans, elle présente une cyphose très accentuée et tous les signes du rachitisme. Elle a eu cinq enfants, dont quatre ont été accouchés au forceps; le second n'étant pas à terme, l'accouchement s'est fait naturellement.

Au mois d'octobre 1881, elle fit un séjour, à la même salle, pour une pleurésie; depuis, elle a toujours conservé de la toux.

Au mois de janvier elle rentre de nouveau. A ce moment on constate les signes de tuberculose pulmonaire au premier degré, au sommet du poumon droit. La malade sort le 31 janvier, sans avoir obtenu d'amélioration sensible. Grossesse de quatre mois. Elle rentre de nouveau le 5 mars 1882. La grossesse suit sa marche normale. Les signes de tuberculose sont plus accentués au sommet du poumon droit où on perçoit des craquements humides, surtout en arrière. La toux est très violente, pénible, suivie fréquemment de vomissements alimentaires. La malade ne peut rester couchée, elle est obligée d'être assise. Il est prescrit cinq prises d'oxalate de cérium, de 0.10.

10 mars. Les vomissements ont cessé, la toux est moins fréquente, le sommeil est possible dans le décubitus dorsal; l'oxalate de cérium est supprimé.

1er avril. Les vomissements sont revenus; la toux reprend sa fréquence : on donne de nouveau l'oxalate de cérium. La malade sort le 9 avril, en étant très affirmative sur le soulagement procuré par l'oxalate de cérium; les vomissements sont supprimés.

OBSERVATION XXIV (service de M. Lépine).

Tissier Jean, âgé de 27 ans, voyageur de commerce, entre à la salle Sainte-Elisabeth, le 2 avril 1882.

Son père est mort d'épuisement à l'âge de 45 ans environ.

Ce malade, au mois de juin dernier, à la suite d'un refroidissement, contracta une bronchite qui dura trois semaines; mais l'hiver la toux revint. Depuis cette époque, amaigrissement considérable, perte des forces, inappétence, sueurs nocturnes, pas d'hémoptysie, pas de diarrhée.

A l'examen des poumons, on constate au sommet droit, en arrière des craquements humides, dans les fosses sus et sous-épineuses, craquements que l'on retrouve en avant, au-dessous de la clavicule droite. Au-dessous de la clavicule gauche, on entend également des craquements humides.

L'état général est mauvais, anorexie, digestions difficiles, apyrexie.

Le malade sort au commencement de mai et rentre le 29 mai. Pendant son absence il a continué exactement le même traitement, consistant en pilules de créosote et liqueur de Fowler. Il va toutefois plus mal. L'affaiblissement général et l'amaigrissement n'ont fait que progresser, et depuis huit jours est survenue la diarrhée.

La percussion est douloureuse et dénote de la matité aux deux sommets, en avant et en arrière de la poitrine.

Au-dessous des deux clavicules, l'auscultation fait percevoir du souffle caverneux et de nombreux craquements humides. En arrière, on trouve les mêmes signes, mais ils sont moins accusés. Le malade se plaint d'une inappétence complète, de diarrhée. La toux est très fréquente, accompagnée d'une expectoration muco-purulente, très abondante surtout le matin.

14 juin. Il est prescrit deux prises d'oxalate de cérium de 0,25.

20 juin. Bien que l'affaiblissement général soit toujours progressif, le malade dit avoir éprouvé un grand soulagement par l'oxalate de cérium, qui diminue d'une manière sensible les quintes de toux. Aussi le sommeil est-il revenu.

30 juin. On donne 4 prises d'oxalate de cérium de 0,25.

Les lésions pulmonaires suivent leur marche progressive; aussi, le médicament paraît-il avoir une influence moins heureuse et moins marquée qu'au début. Cependant, chaque fois que l'oxalate de cérium a été supprimé, le malade accuse une augmentation de la toux.

OBSERVATION XXV (Service de M. Lépine).

Basset Auguste, âgé de 40 ans, jonrnalier, entre à la salle Ste-Elisabeth, le 22 avril 1882.

Ce malade ne présente pas d'antécédents héréditaires connus. Il a toujours eu une bonne santé jusqu'à ces trois dernières années. Il a habité la campagne jusqu'à l'âge de 25 ans, époque à laquelle il est venu à Lyon où il exerce la profession de journalier. Il a été exposé à de nombreux refroidissements et n'a jamais fait d'excès.

Il y a deux ans, il fut atteint d'une forte toux pendant trois ou quatre jours seulement, à la suite de laquelle il cracha quelques gorgées de sang.

Depuis les premiers jours de novembre 1881, le malade s'est mis à tousser : depuis est survenu un amaigrissement progressif, de la perte des forces ; au début, il y a eu quelques crachats hémoptoïques. Depuis deux mois, il a de l'enrouement de la voix, des douleurs erratiques dans la poitrine.

A son entrée, on constate une teinte un peu cachectique des téguments, un amaigrissement notable.

L'examen des poumons fait constater de la matité aux deux sommets, matité plus prononcée à droite, en arrière.

L'auscultation fait percevoir au sommet gauche en arrière de la respiration rude dans toute la fosse sus-épineuse, des craquements humides dans la fosse sous-épineuse; à droite, les craquements s'entendent dans les fosses sus et sous-épineuses, et dans tout le tiers supérieur du poumon.

En avant, la matité est très marquée au sommet droit; on perçoit de nombreux râles cavernuleux, dans le creux sous-claviculaire. A gauche, la respiration est rude. Rien au cœur, pas de diarrhée ni de sueurs nocturnes; pas de fièvre.

15 juin. Il est prescrit deux prises d'oxalate de cérium de 0, 25 centig.

20 juin. Le malade, qui se plaignait d'un chatouillement très désagréable au pharynx, nous dit que ce chatouillement a disparu, que la toux est moins fréquente, surtout la nuit.

Le 1er et le 2 juillet l'oxalate de cérium a été supprimé; aussi le malade accuse une augmentation de la toux, qui trouble sa nuit et l'empêche de dormir; il nous réclame le médicament dont l'heureuse influence se fait sentir jusqu'à ce jour.

Si nous voulons apprécier d'une façon générale le résultat des 25 observations que nous venons d'exposer nous voyons que dix-huit fois sur vingt-cinq cas les malades ont éprouvé un soulagement notable, une diminution marquée de la toux. Ce résultat est d'autant plus remarquable, que tous ces malades soumis au préalable aux préparations narcotiques, n'en avaient retiré aucun bénéfice ni aucun soulagement. Sans vouloir présenter ce médicament comme un spécifique de la toux, ce résultat nous paraît mériter l'attention du praticien, pour le soulagement qu'il peut ainsi procurer au malade. Tout en présentant les avantages des calmants et surtout des préparations opiacées, l'oxalate de cérium n'en présente pas les désagréments. L'opium est par excellence le médicament auquel l'organisme s'habitue le plus facilement, et pour en obtenir tous les bénéfices, il faut en augmenter progressivement la dose et à quel prix? L'influence funeste de l'emploi prolongé de l'opium sur les fonctions digestives, est connue depuis longtemps. Or, les tuberculeux, car c'est surtout chez eux que l'oxalate de cérium paraît le mieux réussir, ont déjà une nutrition très-compromise ; car chez eux l'anorexie, la dyspepsie, la diarrhée sont, on peut le dire, des symptômes ordinaires de leur affection ; heureux encore si chaque jour la fièvre ne vient pas s'ajouter à toutes ces causes de dénutrition. L'oxalate de cérium n'a aucun effet fâcheux sur la digestion; de plus, en supprimant souvent les vomissements alimentaires, si fréquents chez les phymiques, il permet à ces derniers de présenter une plus grande résistance à la marche envahissante du tubercule.

Les vomissements incoercibles de la grossesse sont dus à des causes encore peu connues et complexes. Ils paraissent cependant pouvoir être rattachés à des troubles d'innervation, à des actes réflexes de l'utérus sur l'estomac. Il existe à la vérité une sympathie naturelle entre l'utérus et l'estomac ; mais cette sympathie n'est réveillée d'une manière sensible que lorsque l'un ou l'autre de ces organes, ou les deux à la fois sont extraordinairement impressionnés ou sont malades. Les autopsies de femmes, qui avaient succombé aux vomissements incoercibles n'ont pas toujours fait découvrir cette complication, parce que dans certaines circonstances elles ne laissent que des traces douteuses ; mais dans d'autre cas, on a constaté des signes non équivoques d'irritation ou d'inflammation de la matrice, soit d'une partie seulement le col par exemple, soit de la totalité de l'organe ou des membranes de l'œuf, quelquefois des altérations de l'estomac, dont le siège, la nature et l'extension ont prouvé qu'elles n'étaient pas toujours récentes.

En apparence la cause qui fait réagir l'utérus sur l'estomac c'est la distension de la matrice par le produit de la conception. Cependant la matrice n'est pas encore distendue au début de la grossesse ; par suite de l'éréthisme qui s'y produit et de l'afflux sanguin qui s'y fait, elle se gonfle et se dilate et par cela même offre assez d'espace dans sa cavité pour loger l'œuf les premières semaines ; et cependant les vomissements se déclarent peu de temps après la conception, au plus tard à la première époque menstruelle supprimée. Il est vrai qu'ils ne prennent d'ordinaire un caractère pathologique sérieux que vers la fin du troisième mois. Il nous paraît donc rationnel de regarder les vomissements de la grossesse comme dus à des actions réflexes. L'action de l'oxalate de cérium pour combattre ce symptôme paraît donc aussi pouvoir être rattaché à une action propulsive, à la métallothérapie interne.

OBSERVATION XXVI

Anne Comte, âgée de 63 ans, dévideuse, entre à la salle Ste-Marie, hôpital St-Pothin, le 15 mars 1882.

Cette femme a été réglée à 12 ans, et toujours normalement. La ménopause est arrivée à l'âge de 40 ans. Elle a eu deux enfants, dont l'un est mort à douze mois, d'affection inconnue, l'autre, à 25 ans, de tuberculose pulmonaire. Quant à elle, elle n'a pas d'antécédents pathologiques. Il y a quatre mois, la malade commença à éprouver des troubles digestifs, des nausées fréquentes au moment des digestions qui étaient lentes, et s'accompagnaient de sensation de pesanteur au niveau du creux épigastrique, et de l'hypochondre gauche.

Un mois après ce début, la malade vit survenir des vomissements alimentaires, mais jamais d'hématémèse.

A son entrée, on constate un état cachectique prononcé, un amaigrissement considérable, une teinte jaune-paille des téguments, la perte des forces. La malade vomit tous les jours les aliments, à des distances variables du moment des repas, mais surtout le soir. Au niveau de l'épigastre, la malade éprouve une douleur sourde, continue, sans irradiations. La pression accentue la douleur, et la palpation exercée à ce niveau, révèle un empâtement profond offrant des irrégularités, mais qu'il est difficile de délimiter. L'appétit est conservé. Rien au cœur, ni aux poumons.

17 mars. Il est prescrit cinq prises d'oxalate de cérium de 0, 25.

18 mars. Le vomissement a été retardé de quelques heures, au dire de la malade.

25 mars. Les vomissements persistent malgré l'emploi de l'oxalate de cérium. La mort arrive le 2 avril.

OBSERVATION XXVII

NÉVROPATHE — VOMISSEMENTS HYSTÉRIQUES.

Charles Louise, âgée de 39 ans, entre à l'hôpital St-Pothin, salle Ste-Marie, le 29 août 1881.

Comme antécédents héréditaires elle ne présente rien de particulier à noter. Cette malade, réglée à 14 ans, a eu une menstruation régulière jusqu'à ce jour. Elle a une bonne santé habituelle, mais très impressionnable, et d'une nature très émotile, elle est affectée par la moindre circonstance. Elle accuse des douleurs erratiques lui parcourant tout le corps, douleurs plus marquées dans le ventre, au niveau des régions ovariennes, et dans les hypochondres, douleurs, dit-elle, très vives, et ne lui permettant ni repos ni tranquillité. Depuis trois ans, dit-elle, elle est sujette aux indigestions avec crises gastriques, survenant en général deux heures après le repas. Mais depuis un an surtout elle ressent après l'ingestion des aliments un poids très pénible au creux épigastrique. Depuis un mois ces symptômes se sont accusés, la douleur épigastrique après le repas est excessivement vive et correspond dans le dos. Les vomissements survenant une à deux heures après le repas procurent un léger soulagement. La malade n'a jamais remarqué de sang dans les matières rejetées. Elle se plaint de fréquentes éructations acides. Elle n'a jamais présenté de teinte ictérique des téguments.

A son entrée la pression sur le creux épigastrique est douloureuse, elle s'irradie de chaque côté dans les hypochondres. La malade dit avoir considérablement maigri depuis le début de sa maladie. La palpation ne révèle aucune tuméfaction au creux épigastrique. On ne constate rien d'anormal ni aux poumons, ni au cœur. La malade se plaint d'une constipation habituelle.

A son entrée il est prescrit du lait, potion de Rivière, eau de

Vichy, lavement avec 60 g. de miel de mercuriale. Ses vomissements persistent et surviennent presque tous les jours. Après quinze jours, la malade ne voyant aucune amélioration dans son état demande sa sortie.

Elle rentre de nouveau le 16 février 1882. La malade dit avoir eu à plusieurs reprises, depuis sa sortie de l'hôpital, des crises gastralgiques durant deux ou trois jours, crises très vives survenant soit après le repas, soit en dehors, et fréquemment suivies de vomissements alimentaires ou séro-bilieux. La palpation ne révèle aucune intumescence au creux épigastrique ni dans les hypochondres. Les vomissements surviennent une à deux heures après le repas ; elle n'a jamais eu d'hématémèse. La malade accuse des douleurs vives siégeant à la base du thorax. Elle paraît très surexcitée, pousse des cris et fait le plus sombre tableau des douleurs qu'elle éprouve.

17 février. Il est prescrit de la tisane de valériane, une potion avec 2 gr. liqueur d'Hoffmann, potion de Rivière avec 5 g. bromure de potassium.

24 février. Les douleurs sont moins fortes mais les vomissements persistent ; il est prescrit cinq pilules d'oxalate de cérium de o. 10 centig.

Le 24 malade n'a pris que deux pilules ; le 25 elle prend les cinq pilules, les vomissements sont suspendus.

4 mars. La suspension des vomissements persiste, on supprime l'oxalate de cérium et on donne du charbon en poudre. L'amélioration persiste jusqu'au 12 mars ; à ce jour les vomissements sont revenus, il est prescrit cinq prises d'oxalate de cérium de o 10.

27 mars. La malade dit que les prises sont moins efficaces que les pilules, qui sont rendues à la dose de cinq de o.10.

Les vomissements persistent ; il est prescrit potion de Rivière avec cinq gouttes noires. Les vomissements persistant, on ordonne les cachets d'or et d'argent, qui n'amènent aucun résultat satisfaisant. On rend les pilules d'oxalate de cérium et la malade sort le 8 avril 1882, n'ayant plus de vomissements mais accusant toujours des douleurs erratiques.

OBSERVATION XXVIII

Osteil Clémentine, âgée de 24 ans, tailleuse, entre le 15 décembre 1881.

La mère de cette malade est morte de suites de couches. Quant à elle, elle a eu la fièvre typhoïde à l'âge de 9 ans. Elle a été réglée à 16 ans. Il y a 4 ans, à l'époque de ses règles, la malade eut une métrorrhagie qui dit-elle, dura 24 jours. Durant les trois mois qui suivirent, la menstruation fut supprimée. Il y a un mois, la malade accoucha à la Charité d'une fille à terme, après une grossesse heureuse. La délivrance fut difficile, le placenta a été retiré morceau par morceau, la malade dit avoir perdu beaucoup de sang. Depuis cet accouchement elle a conservé des douleurs vives dans l'abdomen, douleurs qui ont persisté jusqu'au jour de son entrée à l'hôpital St-Pothin. Le toucher vaginal fait constaster un peu de tuméfaction de la lèvre postérieure du col utérin. L'utérus ne paraît pas être développé ni déplacé. Les culs de sac ne sont pas déformés, mais très douloureux. La pression abdominale est douloureuse, surtout dans la fosse iliaque droite. Dans la fosse iliaque gauche on constate de la tuméfaction. Les douleurs abdominales sont continues, mais présentent des exacerbations, avec douleurs vives s'irradiant dans les cuisses. La malade perd toujours un peu de liquide sanguinolant ne dégageant pas d'odeur.

A son entrée on ordonne repos, cataplasmes et onctions à l'onguent napolitain.

Le 22 décembre, la pression abdominale est plus douloureuse. La tuméfaction dans la fosse iliaque gauche est plus prononcée. Le toucher vaginal ne donne aucun renseignement nouveau.

23 février. La malade accuse des vomissements alimentaires datant de quatre ou cinq jours. Il est prescrit cinq pilules d'oxalate de cérium de 0,10.

Le 1er mars la malade dit que les vomissements ont été suspendus dès le lendemain de l'administration du médicamen et n'ont pas reparu. Elle demande sa sortie.

OBSERVATION XXIX

GROSSESSE. — VOMISSEMENTS

Guérin (Marie), âgée de 19 ans, entre le 24 avril 1882, à la salle.

Réglée à 16 ans. La menstruation a toujours été assez régulière. Cependant les règles n'ont pas paru depuis six mois. Elle a toujours joui d'une bonne santé. Il y a quinze jours, après avoir travaillé dans l'humidité une partie de la journée, elle éprouva le soir même de ce jour des frissons, de la céphalalgie, une faiblesse générale assez accentuée, et de la toux. Les jours suivants ces phénomènes persistent, les frissons reviennent tous les soirs, et la toux s'accentue. A plusieurs reprises, au début, elle a eu des vomissements alimentaires ou bilieux, vomissements qui persistent encore à son entrée. L'examen des poumons ne révèle rien. Le cœur bat régulièrement; on perçoit un léger bruit de souffle systolique à la pointe. La malade accuse de l'anorexie, de la constipation, de la céphalalgie, très vive surtout la nuit. Les vomissements persistent.

26 avril. Il est prescrit un vomitif, des boissons gazeuses.

Les vomissements persistent encore le 5 mai. A ce jour il est prescrit cinq prises d'oxalate de cérium de 0,25 cent.

Dès le lendemain les vomissements sont suspendus et ils n'ont pas reparu ; mais il reste de la céphalalgie et de la constipation.

Il est prescrit contre la céphalalgie violente vingt gouttes de teinture de Gelsemium.

Au 9 juin, nous n'avons obtenu aucune amélioration de la céphalalgie. Il est prescrit deux pilules avec

Musc..........	0,10
Extr. valériane..	0,05
Ox. de zinc....	0,05

pour une pilule.

13 juin. La malade se plaint de constipation. En examinant le ventre par la palpation, nous trouvons un utérus très dévié à droite, remontant jusqu'à l'ombilic. Sur notre demande de la possibilité d'une grossesse, la malade nie énergiquement pouvoir se trouver enceinte. Toutefois, en pratiquant le toucher, on sent un col à peu près sur la ligne médiane, col très ramolli, dont l'orifice externe permet l'introduction de la pulpe du doigt.

L'examen des seins nous permet de constater que les tubercules de Montgoméry sont saillants et la pression fait sourdre un liquide jaune-séreux par le mamelon. On entend les battements du cœur du fœtus, un peu à droite de la ligne médiane, à quatre travers de doigt au-dessous de l'ombilic. On perçoit le souffle utéro-placentaire dans la fosse iliaque gauche. Nous croyons donc pouvoir affirmer la grossesse, malgré les dénégations opiniâtres de cette malade, et rattacher tous les symptômes qu'elle accuse, ainsi que les vomissements, à son état gravide.

OBSERVATION XXX

VOMISSEMENTS DE GROSSESSE.

Thomatis Louise, âgée de 30 ans, dévideuse, entre le 30 juin 1882, à la salle Sainte-Marie.

Cette malade ne présente pas d'antécédents héréditaires. Pour elle, elle a eu la variole, à l'âge de 7 ou 8 ans; réglée à 15 ans, sa menstruation a toujours été régulière. Mariée, elle a eu six enfants, dont le premier seul est survivant. Elle ne présente pas de traces de syphilis. Cette femme a des habitudes alcooliques, elle prend assez souvent, tous les jours, de l'eau d'arquebuse. Depuis plusieurs années, elle exerce la profession de revendeuse, aussi accuse-t-elle des douleurs rhumatoïdes dans les membres.

Depuis quelques jours, cette malade a eu des troubles gastriques, anorexie, digestion difficile, nausées et vomissements bilieux, des vertiges; la langue est saburrale.

La malade est enceinte de 4 mois et demi environ. Au toucher vaginal on trouve un col mou, raccourci, et dont l'orifice externe permet l'introduction de la pulpe du doigt.

A la dernière grossesse, la malade nous dit avoir souffert de nausées, de troubles gastriques, mais d'une façon moins marquée.

Actuellement, à son entrée, la malade ne peut supporter aucun aliment, surtout depuis trois ou quatre jours.

1er juillet. Il est prescrit cinq prises de carbonate de cérium de 0,15, de la limonade simple.

Le lendemain, les vomissements persistent et ne permettent plus l'alimentation. Il est alors prescrit vingt prises d'oxalate de cérium de 0,15, en prendre une toutes les demi-heures.

Dès le lendemain, les vomissements sont suspendus. Nous

continuons les prises pendant trois jours, mais le second jour elle ne prend que cinq prises de 0,15 ainsi que le troisième jour. Les vomissements cessent complètement et à ce jour, le 8 juillet, ils n'ont pas reparu.

OBSERVATION XXXI

Morel Henriette, âgée de 18 ans, entre le 11 avril 1882, salle Ste-Marie.

Réglée à 13 ans ; à 15 ans elle eut une aménorrhée qui dura quatre mois ; depuis, les règles n'ont jamais été bien régulières.

Cette malade présente un tempérament strumeux, de l'engorgement de plusieurs ganglions du creux sous-claviculaire gauche. Elle habite une maison très humide. Il y a un mois, après trois jours de malaise, survient une attaque de rhumatisme localisée aux articulations tibio-tarsiennes des deux jambes, et au genou gauche. En même temps, la malade remarqua une éruption sur les membres inférieurs et supérieurs, éruption caractérisée par des plaques érythémateuses violacées, siégeant sur les parties antérieures et externes des deux jambes, sans dépasser le genou, et sur les faces postérieures des deux avant-bras. Cette éruption avait été précédée de nausées, de vomissements bilieux : les vomissements persistèrent quatre jours. L'éruption disparut après cinq ou six jours.

6 avril. Les mêmes phénomènes reparurent : anorexie, nausées, vomissements bilieux et alimentaires, éruption ; elle entre alors à l'hôpital. A son entrée, on constate que cette éruption est caractérisée par des plaques de purpura, elle est très confluente à la face postérieure du pli du coude. Les vomissements sont fréquents et s'accompagnent de douleurs vives du

creux épigastrique, douleurs s'irradiant dans la région dorsale. L'examen du cœur et des poumons ne fait constater rien d'anormal.

12 avril. Il est prescrit un emplâtre d'aconit à la région épigastrique, 4 g. de salicylate de soude.

L'éruption et les vomissements disparaissent deux jours après.

17 avril. Nouvelle éruption de purpura, précédée de douleurs épigastriques avec vomissements bilieux et alimentaires.

La malade n'accuse plus de douleurs aux articulations.

20 avril. Les vomissements persistant, il est prescrit cinq prises d'oxalate de cérium de 0,25. Le lendemain, les vomissements ont disparu; l'oxalate de cérium est supprimé le 23 avril.

15 mai. Il se produit une nouvelle éruption de purpura avec vomissements. Il est prescrit cinq prises d'oxalate de cérium. L'examen des urines fait constater la présence d'une quantité notable d'albumine.

25 mai. Il survient une hémoptysie abondante; à l'auscultation on reconnaît les signes manifestes d'une congestion pulmonaire au sommet droit, dans le creux sous-claviculaire du poumon. Il est prescrit une potion avec 2 g. d'ergotine, de la limonade sulfurique. Le lendemain, l'hémoptysie est suspendue. La péliose a complètement disparu. La malade présente une décoloration très marquée des téguments. L'examen du sang ne révèle pas de quantité anormale des globules blancs.

31 mai. Il est prescrit deux lavements par jour, avec 250 g. de sang défibriné, du vin de peptone. Les vomissements n'ayant pas cessé, on supprime l'oxalate de cérium et il est prescrit trois gouttes de teinture d'iode dans du café.

Les vomissements persistent et ne cèdent qu'à la pepsine donnée à la dose de 0,50 centig., 2 prises par jour.

OBSERVATION XXXII

Communiquée par M. Cordier, Chirurgien désigné de l'Antiquaille.

Madame Marie G..., âgée de 23 ans.

A 21 ans, elle eut une première grossesse très heureuse, sans vomissements, sans malaise sérieux. L'enfant vit, et jouit d'une bonne santé.

Au 20 juillet 1881, les règles ne paraisssent pas. En même temps surviennent divers symptômes, tels que dégoût, inappétence, diarrhée séreuse abondante pendant deux jours. Les règles ne se montrent pas, malgré cette diarrhée, peut-être provoquée par un purgatif intempestif.

Dans les premiers jours de septembre, les vomissements qui étaient peu marqués, s'accentuent assez pour obliger la malade à demander les conseils d'un médecin, qui ordonne des boissons gazeuzes, du cognac. Ce traitement procure une amélioration transitoire, puisque les vomissements reparaissent au bout de quelques jours. Il est alors prescrit de la codéine à dose élevée. Les symptômes s'accentuant, il est prescrit du vin de champagne glacé. A ce moment, le lait glacé est seul toléré. L'amaigrissement commence à apparaître, il est ajouté à la prescription, lavements de lait, contenant des œufs.

Vers le 10 septembre, le lait glacé n'est plus toléré ; la vue seule des aliments provoque des nausées, des envies de vomir. L'amaigrissement se prononce de plus en plus. Il est prescrit 3 grammes d'oxalate de cérium, à prendre par prises de 1 g. avec un peu d'eau.

Il se produit d'emblée une amélioration. L'oxalate de cérium est continué pendant cinq jours, à la dose de 3 à 4 grammes par jour. Il est alors suspendu. Les vomissements reparaissent.

L'oxalate de cérium est de nouveau prescrit, amène de l'amélioration, puisque les aliments froids sont tolérés.

Les vomissements persistent jusqu'au quatrième et cinquième mois, mais en permettant l'alimentation.

L'accouchement a eu lieu à terme, a été heureux ; il y a eu une hémorrhagie assez abondante après la délivrance, qui d'ailleurs s'est faite spontanément. L'enfant est bien portant.

Nous venons d'exposer six cas de vomissements dont trois sont liés à la grossesse, et cinq fois le succès a été complet. Si dans un cas (observ. XXXI), l'amélioration n'a pas persisté, il ne s'agissait plus alors de vomissements de cause réflexe, puisque cette jeune fille rhumatisante présentait une notable quantité d'albumine dans les urines, lorsqu'on l'a administré pour la seconde fois. A ce moment, les vomissements étaient donc liés à d'autres causes qu'un trouble nerveux, ainsi qu'on les observe dans l'hystérie, les affections utérines, la grossesse.

Il est difficile, d'après les observations que nous venons d'exposer, de pouvoir indiquer les indications et contre indications de l'oxalate de cérium, comme médicament béchique; le nombre d'observations ne nous paraissant pas encore suffisant pour établir d'une façon exacte les conditions où sont réunies le plus de chances de succès de cet agent. Mais s'il est quelquefois infidèle, est-ce une raison suffisante pour le rejeter. Telle n'est pas notre opinion et nous sommes d'avis de l'employer toutes les fois que les calmants ordinaires échouent.

On pourrait peut-être nous alléguer le danger que présente l'emploi des oxalates. Nous répondrons que plusieurs des malades qui ont été soumis à notre observation ont pris 1 g. et plus par jour d'oxalate de cérium, et pendant quinze et trente jours consécutifs, et nous n'avons jamais eu le moindre accident à déplorer.

Nous avons voulu essayer un autre sel de cérium, le carbonate de cérium, que nous avons préparé en précipitant une solution de chlorure de cérium par le carbonate de potasse. Nous avons obtenu un précipité blanc gélatineux de carbonate de cérium, que nous avons parfaitement lavé et desséché à une température de 40 degrés. Nous l'avons administré à trois malades phymiques ; son action nous a paru être légèrement inférieure à celle de l'oxalate contre la toux des phtisiques. Nous l'avons recherché dans les urines où nous en avons trouvé des traces. Notre conclusion jusqu'à ce jour, c'est qu'il n'y a pas lieu de donner la préférence au carbonate de cérium.

Mais dans les vomissements liés à un trouble nerveux et surtout dans ceux qui dépendent de la grossesse, nous sommes convaincu que son emploi aura toujours les résultats les plus heureux. Sans doute le nombre d'observations, trois cas que nous publions, est trop restreint pour entraîner toutes les convictions. Mais en nous appuyant sur l'autorité de Simpson, et sur nos résultats, trois succès sur trois cas, il ne nous paraît pas trop audacieux de conseiller ce médicament au praticien, d'autant plus que la thérapeutique est, on peut le dire, trop souvent impuissante dans cette complication.

Nous nous sommes demandé si l'oxalate de cérium serait efficace contre les vomissements du carcinome de l'estomac. Nous l'avons donné à trois cancéreux, dont l'un se rapporte à l'observation XV, et chez deux hommes, présentant aussi un carcinome de l'estomac, et chaque fois nous avons eu un insuccès complet.

CONCLUSIONS

De l'étude qui précède, nous croyons pouvoir tirer les conclusions suivantes :

1° L'oxalate de cérium est un sédatif très-utile contre la toux des phtisiques. Chez eux il doit être employé de préférence aux opiacés, dont il n'exerce pas la triste influence sur les fonctions digestives. Il doit être employé à la dose de 1 gr. à 1 gr. 50 cent. par jour, par prises de 0, 25. Nous avons constaté également qu'il était préférable, d'une façon générale de le prendre directement sur la langue. Sans aucune saveur ce médicament est ainsi très-bien supporté.

2° Dans le catarrhe et l'emphysème pulmonaire il ne donne pas de résultat satisfaisant.

3° Dans les vomissements liés au carcinome de l'estomac il est impuissant.

4° Dans les vomissements liés à un trouble nerveux, et surtout dans les vomissements incoercibles de la grossesse nous sommes convaincu que le praticien en obtiendra les plus heureux effets. Dans ces cas il doit être employé à la dose de trois grammes par jour, et de préférence par prises de 0,25 toutes les demi-heure.

5° En tenant compte de l'insolubilité de l'oxalate de cérium, et de sa non absorption, nous devons assimiler son action à celle de la métallothérapie interne.

7843 — Imp. Waltener et Cie, rue Belle-Cordière, 14. — Lyon.

www.ingramcontent.com/pod-product-compliance
Ingram Content Group UK Ltd.
Pitfield, Milton Keynes, MK11 3LW, UK
UKHW022118260726
13993UKWH00003B/1090

9 782329 093222